99%保険治療 でも 勝ち組になれる

予防を超える 与防歯科 Part2

スタッフが患者さんから
100倍のパワーをもらえるカラクリ教えます！

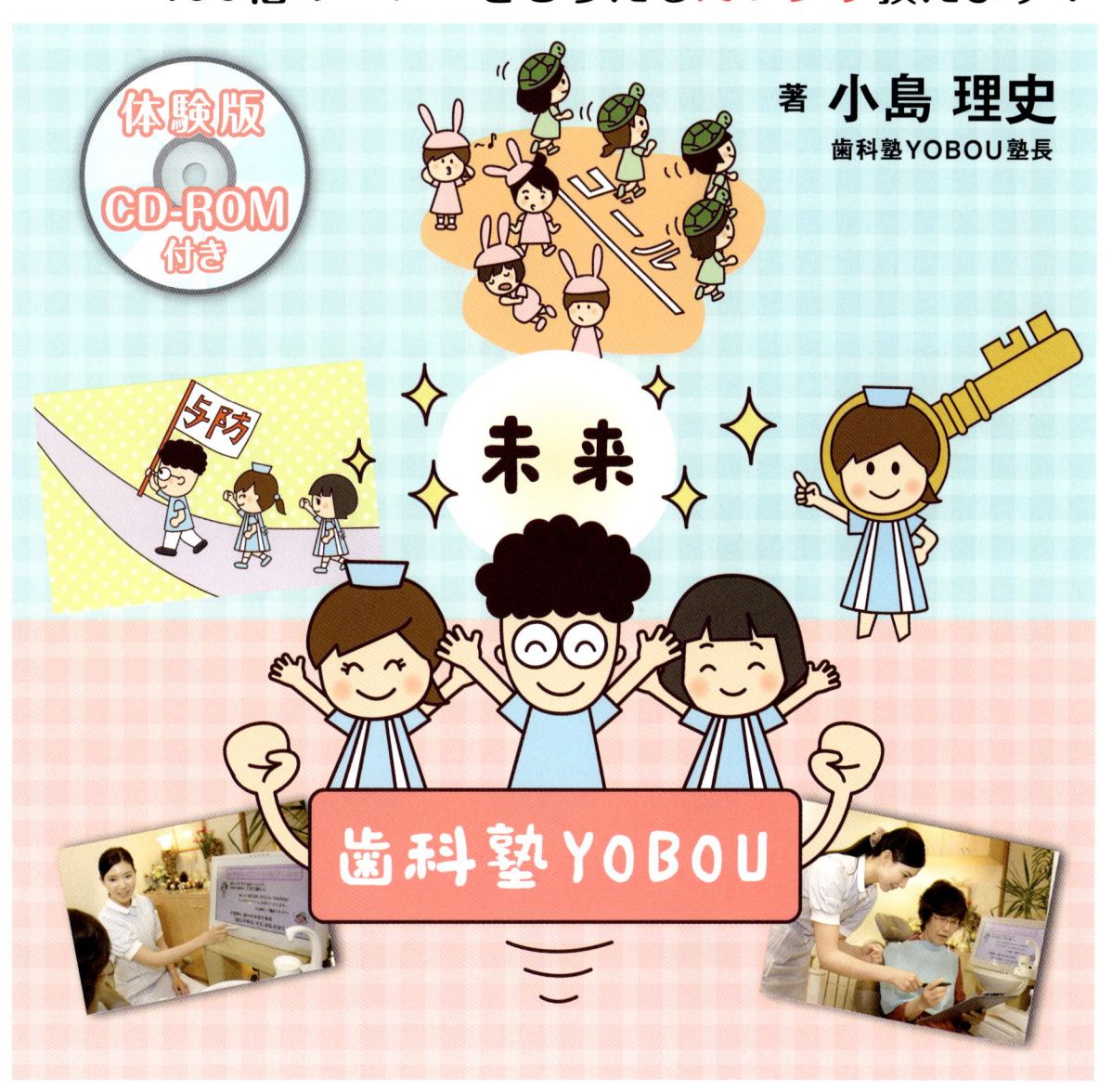

体験版
CD-ROM
付き

著 小島 理史
歯科塾YOBOU塾長

未来

歯科塾YOBOU

クインテッセンス出版株式会社　2018

QUINTESSENCE PUBLISHING

Berlin, Barcelona, Chicago, Istanbul, London, Milan, Moscow, New Delhi, Paris, Prague, São Paulo,
Seoul, Singapore, Tokyo, Warsaw

まえがき──ムリ・ムダ・ムラなく『与防歯科』を実践するために

　前著の『予防を超える与防歯科』は、いわば「基礎英語」でした。しかし、本書では「続基礎英語〜英会話」のイメージで、徒然なるままに書き綴っています。

　ですから、あなたの医院における歯周初期治療の定着率が、レセプト件数の３割以上ある場合、読んでいただく順番は、第２弾の本書からでもまったく問題はありません。

　しかし、歯科衛生士さんたちと回し読みをすることを考えると、笑いながら読める第１弾の前著から読まれるほうが、『与防』という言葉に親しみを持てると思います。

　つまり本書は、実践に向けての念入りな準備のため、あるいはスタートはしたものの不安定要素がある先生や、どこをどれだけ掘り下げるべきか悩む歯科衛生士さんにおすすめするバージョンなのです。成功例よりも失敗例のほうが、圧倒的に勉強になるのが、私たちの業界です。

　より多くの医院を笑顔にする『虎の巻』ですので、ご期待ください。

　幸い前著『予防を超える与防歯科』は、好評を得まして、増刷になっております。

　そこで今回は『歯科塾 YOBOU』に入塾した先生たちからの情報をもとに、私の医院では経験し得なかったことも織り交ぜて書かせていただきましたので、よりお役に立てる情報を提供できるものと確信しております。

　「ムリ・ムダ・ムラなく」が医療の基本です。

　背伸びをせずにできることから始めて、『与防』という医院の礎をスタッフと一緒に創り上げていきましょう。

　2018年8月

小島　理史

もくじ

プロローグ：ボチボチ『与防歯科』を始めてみませんか？

『予防歯科』が浸透してきた昨今、皆さんに「予防の大切さ」を、今さら伝える必要があるのかと、いささか疑問視する方も多いと思います。

しかし、改めて各医院での『予防歯科』と『歯周初期治療』について再考していただければ、これまでの歯科医療の脆弱部が浮き彫りになってきます。

それによって、明日からの診療において、何をするべきかが見えてくることは間違いないでしょう。

もちろん、哲学的な自問自答などを強要するつもりは微塵もなく、開業医としての立場から、歯科医療の本質と価値、『与防歯科』を提案しながら、日頃の臨床への応用を可能なかぎりスムーズに行う"術"を開業医の皆さんに伝授できれば、本書の目的は達成すると思われます。

> まずは肩の力を抜いて、できることから始めてみてはいかがでしょうか。
> そうです。前著の最後に「世の中、運と縁と多少の努力」と記させていただきました。
> 指をくわえて見ているだけでは、何も始まらないのです。
> だからといって、精神鍛錬のようなムダな努力をおすすめすることはしないつもりですからご安心ください。

お上のルールに反することなく、保険制度を大いに活用して、多くの国民を笑顔にしていくことが大事なのです。

その結果、スタッフも院長も「医療従事者でよかった」と思える環境をつくるための最短ルートを、この第2弾で提供できればと思います。

第1章

『与防』システムの構築こそ歯科界を救う

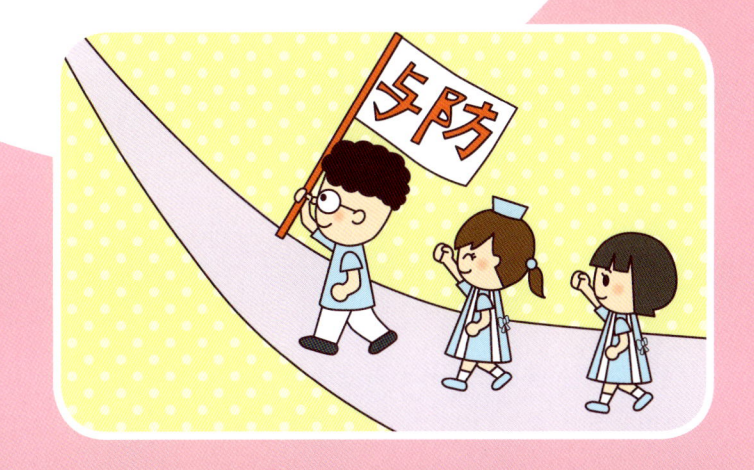

1 ゼロで終わる医療 VS ゼロを超える医療

　日頃、私たちが行っている歯科医療は「サービス業」というカテゴリーに含まれているものの、かなり毛色の変わった一面を持っています。

　このことに皆さんは、すでにお気づきかもしれませんが、念のために、その点の確認から始めさせていただきます。

> 　サービス業は、顧客がそれを利用することで、何かしらの「プラス」が発生し、そこに大なり小なりの満足感が生じることが大原則です。
> 　ところが、歯科医療の場合はどうでしょうか？
> 　サービスの内容はプラスを生むものではなく、「不満を取り除く」ことがメインになっていることを拭い去れないのではないでしょうか。

　せわしない日常の中では、考えたこともなかったかもしれませんね。

　たとえば「痛かった歯が、痛くなくなる」や「悪い歯並びが、キレイになる」など、日頃の臨床中に出くわす風景です。

　多くの場合、歯科医療を患者さん側から見れば「マイナスがゼロになった」──つまり、正常（＝普通）になっただけなのです。

　「いやいや。歯列が正常になれば、むし歯も歯周病も予防できるから、患者さんにはかなりのプラスになるはずだ」

　「うちの医院では、どこにも負けないテクニックで、たとえ CR であっても、こだわりをもって処置している」といいたくなるかもしれません。

　しかし、これこそ施術側の言い分であり、初めから歯並びが正常な人やむし歯のない人から見れば「普通になった」のひと言で片づけられてしまいかねないのです。

> 　歯周初期治療が定着しない理由は、そこにあるのです。
> ・完璧なポケット測定
> ・完璧なＴＢＩ
> ・完璧なスケーリング……等々。
> 　私たちが目指す理想とは裏腹に、患者さんの気持ちは、そうなりません。

　何歳まで生きるのかわからない自分の健康管理は、将来のために大切な投資かもしれないけれど、そこに「わくわく感」など生まれるはずもないことは百も承知です。

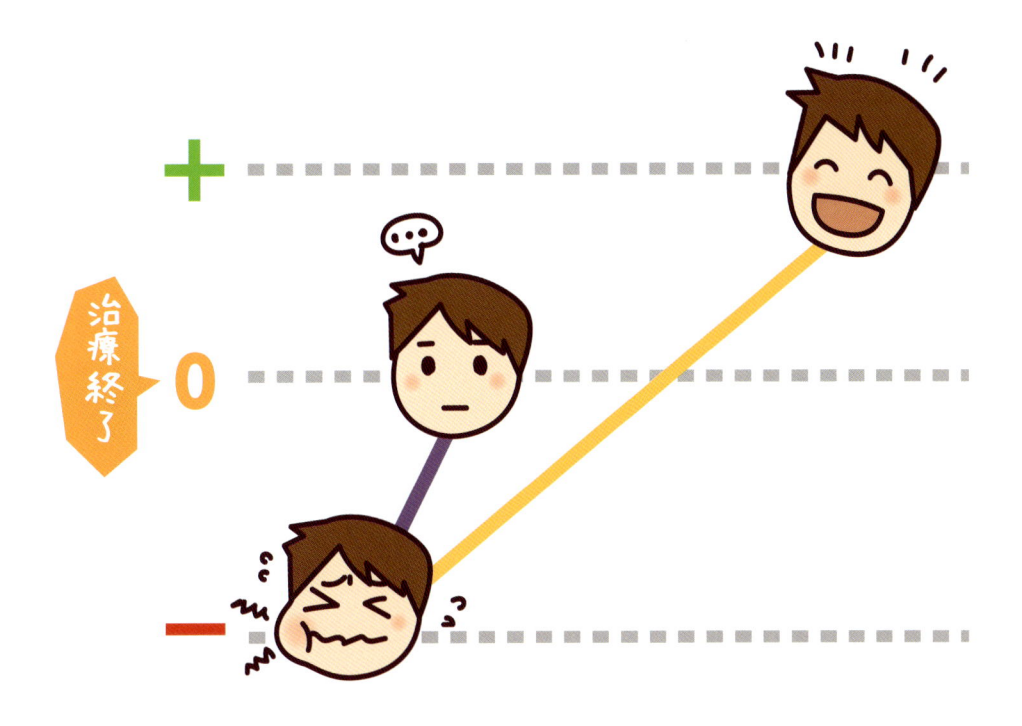

　己を叱咤し、3ヵ月ぶりに重い医院の扉を叩いてみたけれど、いつも待たせるくせに5分の遅刻で文句をいわれ、淡々とお決まりの業務をこなされ、毎回のようにダメ出しを受ける。プリントアウトされた活字など、熟読する気はさらさらないので、待合室のごみ箱へ捨てていく。

　とりあえず「これで健康寿命が2週間ぐらいは延びたのかな？」と自己暗示をかけて自分を納得させたのです。

　「これは、これは、随分とマイナスイメージの強い患者さんの心の闇だよね」
と鼻で笑っている先生もおられると思いますが、果たしてそうでしょうか？

　では逆に「昨夜は、3ヵ月ぶりのとっても楽しみにしていた歯周初期治療の日だから、ワクワクして眠れなかったわ！」
といわれたことがありますか？

　さすがに若松歯科の患者さんにも、そこまでの人はいないと思いますが、皆さんの医院でも、患者さんが、歯科医院への通院が楽しみになる日がくることを目指してみてはいかがでしょうか。
　あなたの医院に通う患者さんの気持ちが、「ゼロを超える」瞬間を見たり、感じたりしたいと思いませんか？

2 脱皮ができないワケとは？

　前述したように、どんなに同業者がホレボレする完璧なデンチャーをつくろうが、超難症例のインプラントを成功させようが、普通に食べることができて、なおかつ歯列がキレイな人から見れば、私たちの努力の賜の後にくるものは「普通」の生活なのです。

　もっとも普通に戻すことができればよいのですが、たいていの場合はプラスチックや金属や陶材など、およそ人体にないはずのものが、「治癒」という言葉を添えて至極当然に装着されているのです。

> 　日本という法治国家において、私たち医療人の心に潜む基準が、世の常識とかなりのズレがある実例を紹介しましょう。
> 　私たちが普通に使う「治癒」という言葉ですが、法律上は治療の必要がなくなったものも指すらしく、医学上認められた医療を行っても、それ以上の医療効果が期待できなくなった時も「治癒」を使うと定義されているのです。

　たとえば、重度歯周病にて抜歯をした後に患者さんがその先を希望しなければ、それも治癒になるということです。つまり、

> マイナス⇒ゼロでもなく、マイナス⇒とりあえず「寛解」という曖昧な表現で

法律上は治療を終結させているわけです。

　現代歯科医学は、ここからズーっと脱皮できない状態にあります。
　果たして、これでサービスを利用する側が、満足できると思いますか？
　一般的に治療は、保険・保険外にかかわらずエビデンスにもとづいて行われているはずですから、私から治療内容について何かを提言するつもりはありません。
　一番伝えたいのは、エンドポイントにおいて、少なからずプラスで完了する方法を考える必要があるということです。
　となると、次の一歩を踏み出す方向が、若干変わってきませんか？

3 自分で医院の価値を一歩ずつ創造する

　脱皮するには「今までの手法を180度変えなさい」と申し上げているのではなく、医療の本質に適合した形で、「1〜2度だけでよいので軌道修正をかけてみましょう」ということです。

　ここで、一点だけ忠告をさせていただきます。

「他人任せにしないでください」

　医療人以外の人や、実際に臨床に対するこだわりが浅い人が、この件に着手すると、かなり危険な方向を目指し始める可能性があることを、ページ数が浅いうちに忠告しておきます。

　経営学的な観点からコマーシャルという行為をないがしろにできないことは、私も経営者のハシクレですので否定はしません。

しかし、私たちが行う「医療」とは、豊かな生活のために必要な健康の維持・回復・促進などを目的とした諸活動のことです。

　景観を損ねるような巨大顔出し看板をいくつも出したり、やたらとビラを撒いたりする行為は、医療における「ドーピング」以外の何物でもない気がします。

　個人が心の中に持っている物差しの単位は違うので、どこまでだったらOKという範囲をお伝えするのは不可能ですし、その限界閾値を示す法律もアイマイです。テレビでよく見る光景ですが、3人弁護士がいれば、全員が違う解釈をすると思いますので、朝まで討論会を開く必要はまったくないと思われます。

　しかし、わずか1〜2度の変更で、地域内におけるあなたの医院の価値を決定する大きな分岐点になることは事実です。

　つまり、今までの医療に新しい価値を自分たちの力で創造する必要があるということです。難しいことなどありません。

　とりあえず、できることからやればよいのです。

4 『与防』はコンサルタントという参謀にこそ「特効薬」

　しかし、そのわずかな創造ができないので、もしくは考える時間すらないので、コンサルタントという職業で歯科業界では飯が食えるのです。

　無論、私の医院にコンサルタントを入れたことは一度もありません。逆に、コンサルタント業者にコンサルテーションをすることは数多くありましたが、だからといってコンサルを利用することが悪ではないと思います。

> 問題は、コンサルタント会社に利用されることなのです。

　あなたの医院は大丈夫でしょうか？

　気がつくと、いわれるままに大枚をはたいていませんか？

　『歯科塾 YOBOU』に参加している先生の中に、びっくりするような金額を支払っていた方が、数名いらっしゃいました。

　その先生の1人が、すこし照れながらおっしゃっていました。

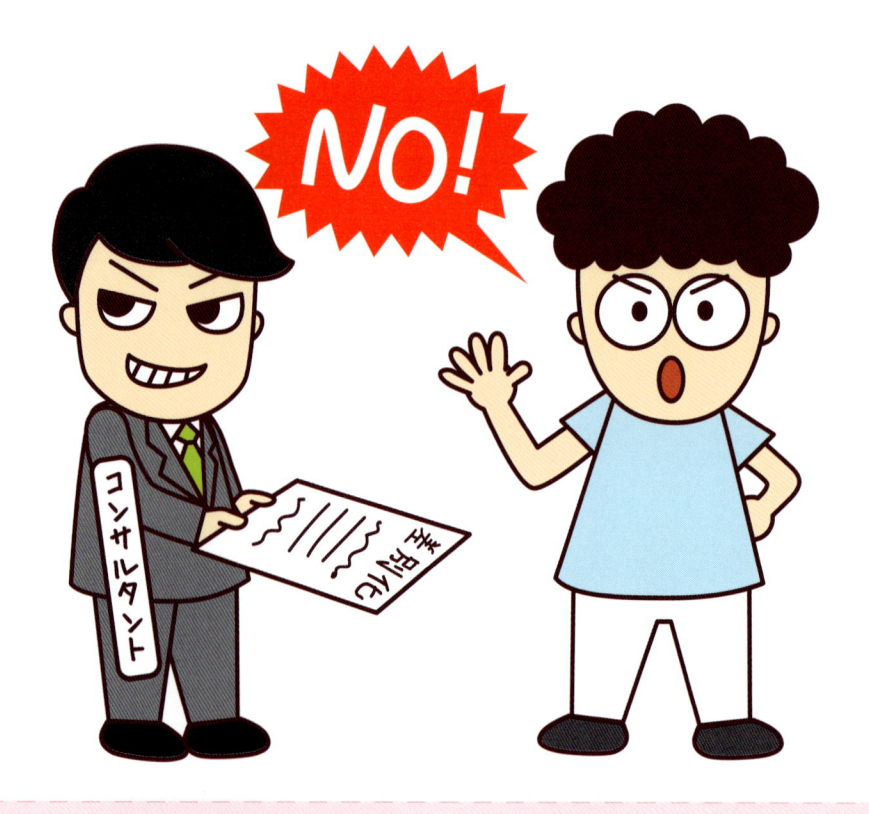

「ある時、気がついたのです。自分たちでやらないと結局続かないんです」と。

だからこそ、医療の本質に沿った『与防』が必要なのです。

私の前著を読まれていない方もいらっしゃると思いますので、改めて説明させていただきます。

> 本書で紹介する『与防』とは、『与えるのは知識。防ぐのは全身疾患までも』のことです。「予防とまぎらわしい！」とお叱りを受けるかもしれませんが、この私が主張する『与防』に賛同し、集結した『歯科塾 YOBOU』というスタディーグループが、すでに活動しています。

仲間は徐々に口コミで広がり、「全国制覇？」に向けて浸透し始めたことから考えれば、今後の歯科医療の一翼を担うといっても過言ではないと思います。

『与防』の敷居はけっして高いものではなく、やる気さえあれば、いつでも、どこでも、院長先生1人と歯科衛生士さんがいれば、開始可能な当たり前の医療活動のひとつと考えていただければ幸いです。

> もし今現在、コンサルタントを利用されている先生でしたら、その方と一緒に『与防』を考えてみるのはいかがでしょう。
> 担当者が有能な方でしたら、きっと素晴らしい参謀として存在してくれると思います。ちなみに無能な副官は、自分の存在成果を数字で示したいので、おそらく即効性のあるドーピング薬ばかりを提案してくると思います。

数字こそが正しいエビデンスと考えがちな私たちですから、一度味を占めてしまえば、そこから抜け出ることは、容易なことではありません。

あろうことかスタッフの大部分が、新種の合法ドラッグ欲しさに、コンサルタント業者の方向ばかりを見るようになってしまいます。

「それって、ウチかも？」

と思われた院長先生。ご安心ください。

『与防』という考え方をあなたの医院における医療価値を引き上げる正当性のある常備薬として、中心に配置しておくことができれば、薬物依存症になることも予防してくれるはずです。

5 ▶ 「ミミズを噛むとよい」といわれた時代から今は……

患者さんの願いは十人十色。「全員の願いなど聞いていられない」と思われた方にこそ、私たちの強い味方を改めて紹介させていただきます。それは『健康保険制度』です。

各論を突き詰めれば100点とはいえませんが、世界の中でここまで完成度の高いシステムは存在しないと思われます。『健康保険制度』は審美を除く、ほぼすべての患者さんの願いに対応できる能力を持っているのですから、上手に使えば値千金のシステムなのです。

国民皆保険制度が成立したのは昭和33年。それまでの医療を取り巻く環境は、筆舌に尽くしがたいものだったようです。たとえば江戸時代、医者という職業は、役者・芸者と並んで小馬鹿にされていたことをご存知でしょうか？

エビデンスのエの字もない当時は、言い伝えと勘のみで治療を行っていたわけですから、よほどのカリスマ性がない限り、患者さんが継続して受診することはないと思われます。

当時は、歯が痛くなったら「ミミズをその歯でギュッと噛むとよい」とまでいっていたようですから（ミミズは、土中にいるにもかかわらず、意外ときれいな表面が維持できているので、何かしらの薬効があったりして……）。そのような行為の連続に、定期的に治療費など払うわけもなく、同時に経済もほとんど成立していませんでしたから、察するに収穫期に米や味噌などで支払いをしていたのではないかと思います。

古き良き時代とはいえ、いつまでもそのような世の中であり続けるはずはありません。

> 科学が見立てをサポートし、技術が回復を保証する時代になったのです。

確かに昭和の頃は「きちんと治すなら、保険では無理だ！」といわれ続けていた記憶もあります。しかし、制定から半世紀も経過すれば、国内の頭脳集団がつくる健康保険システムは、かなりの仕上がりになっているのです。

ですから、完成度の高いそのシステムを利用しない手はありません。

> そもそも『与防』は、国のつくった健康保険のシステムに抗うことは100％ありません。仮に『与防』を拒む患者さんがいたとしても、その場は胸を張って笑顔で対応すればよいだけです。

いずれ、何かのタイミングで同じようなことをメディアなどから見聞きすれば、「あの時に歯科医院でいっていたことは、嘘じゃなかったんですね」と頭を掻きながら再度来院してくることを保証します。どうぞご安心を！

6 ▶ 『与防』を成立させる最強ツール：インスト

　ここで、『与防』を成立させる最強ツールをご紹介しましょう。

　『歯科塾YOBOU』にいくつかあるコンテンツの中で、センターを務めるものが『インスト』です。

　『インスト』とは、簡単にいえば8枚の説明文付き静止画です。

　もちろん、そこには仕組まれたカラクリがあるのですが、まだ見たことがない方のためにとりあえず現物（『インスト』13話目＝動物の歯）をお見せしましょう。

　歯科衛生士さんは、患者さんにパソコン上に出てくる画面上の文章を読み聞かせすればよいだけです（具体的な使い方は82〜90ページを参照してください）。

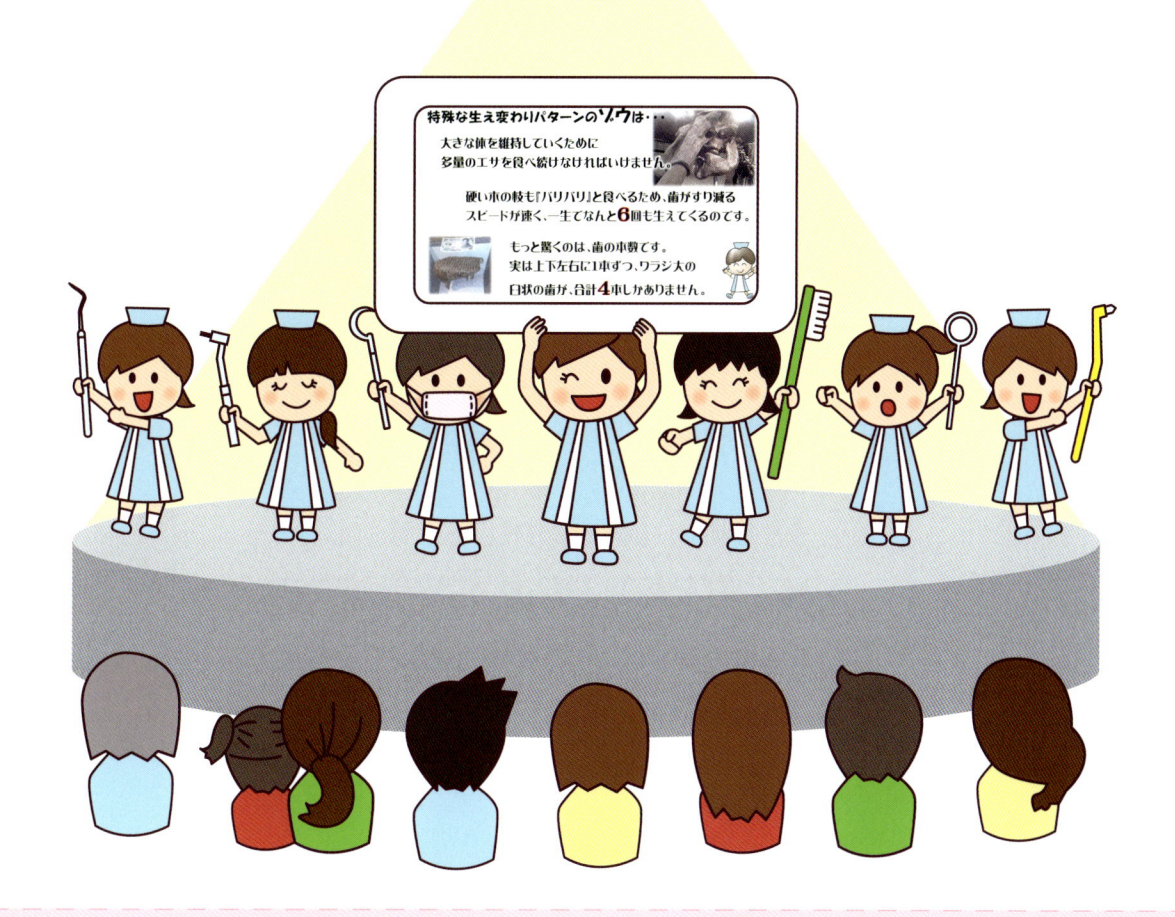

人間 VS 動物　生え変わりの違い

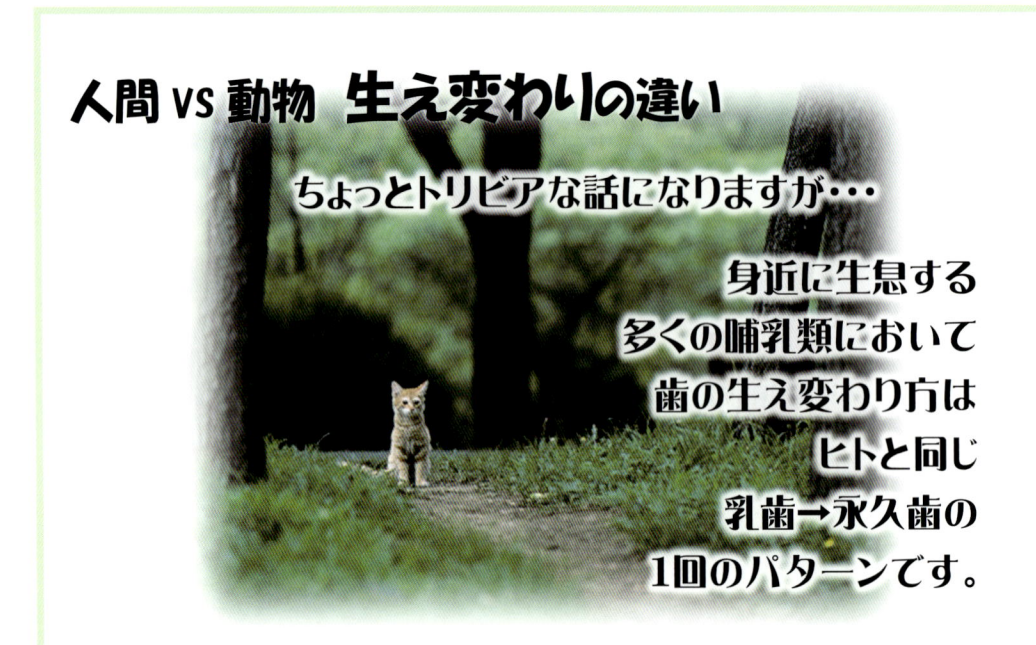

ちょっとトリビアな話になりますが・・・

身近に生息する
多くの哺乳類において
歯の生え変わり方は
ヒトと同じ
乳歯→永久歯の
1回のパターンです。

インスト13-1

特殊な生え変わりパターンのゾウは・・・

大きな体を維持していくために
多量のエサを食べ続けなければいけません。

硬い木の枝も『バリバリ』と食べるため、歯がすり減る
スピードが速く、一生でなんと**6**回も生えてくるのです。

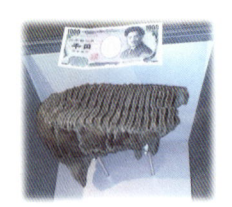

もっと驚くのは、歯の本数です。
実は上下左右に1本ずつ、ワラジ大の
臼状の歯が、合計**4**本しかありません。

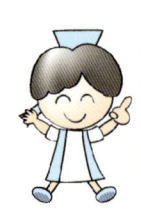

インスト13-2

ゾウは、常に食べ続けられるように
歯のない期間は、ゼロなんです！
5回も生え変わるのに・・・？
合計4本しかないのに・・・なぜでしょうか？

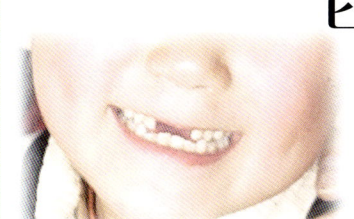

ヒトの歯は、乳歯の歯根の吸収が終わると
ポロッと抜けてしまいます。
その後、歯のない期間があり
やがて永久歯が生えてきます。

歯のない期間が無い カラクリとは・・・？

インスト13-3

人の歯は、下から生えてくる
垂直交換型ですが・・・

ゾウは、のどの奥から手前に
向けて古い歯を押し出しながら
生える**水平交換型**なのです。

常に食べなければいけない
ゾウにとって、究極の進化と
言えるかもしれません。

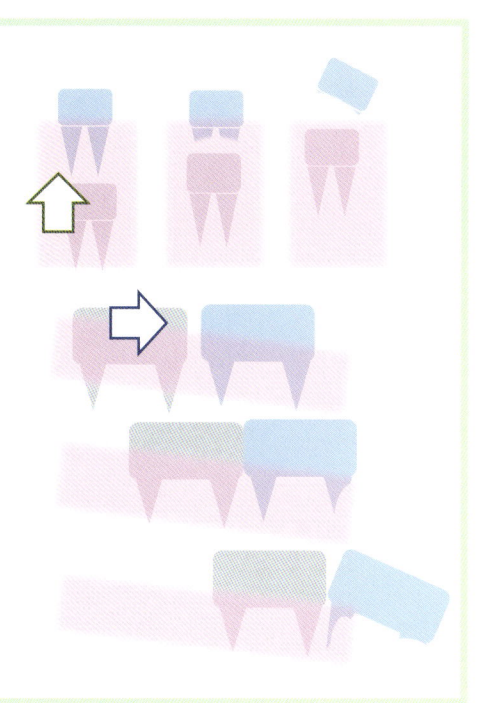

インスト13-4

ワニ・魚は、成長に合わせて何度でも

ヒトの歯には、神経が通っていますが
この種の歯には、神経や丈夫な歯根がありません。

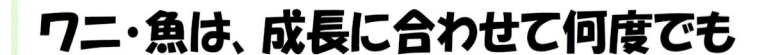

基本的には、爪と同じ構造をしています。

サメは、6～10列に内側に
向かってならんでおり
つねに150本ほど生えています。

インスト13-5

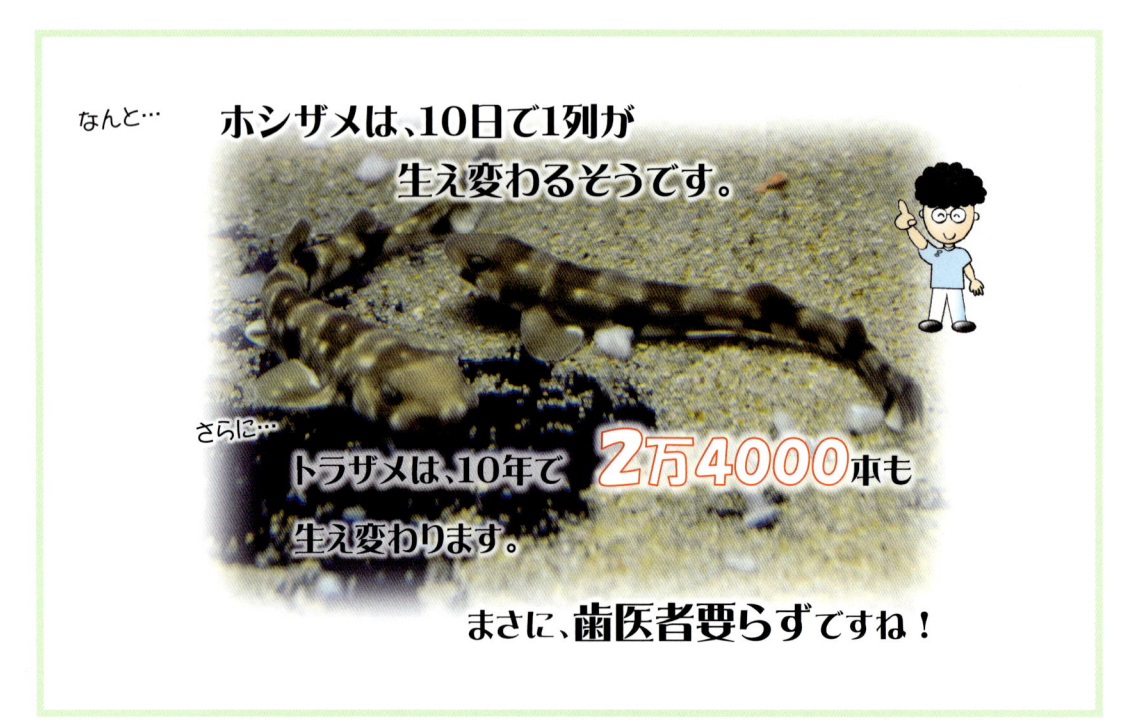

なんと…　ホシザメは、10日で1列が
生え変わるそうです。

さらに…　トラザメは、10年で**2万4000**本も
生え変わります。

まさに、歯医者要らずですね！

インスト13-6

食べ物や食べ方によって、歯は **進化** します。

ネズミの切歯は、年間10cm
リスは、20cm以上伸びるそうです。

表面が、硬いエナメル質で
裏面は、硬くない象牙質のため
シャベル状にとがってきます。

そのため、木の実などの
硬い物をかじれるのです。

インスト13-7

ネズミさんの歯より 強くなぁ～れ！

と、屋根や縁の下に投げた日を覚えていますか？

体の中で一番硬い歯も、手入れが悪ければ
虫歯や歯周病で失うことになります。

歯医者要らずの動物たちをうらやむよりも
ご自宅でのセルフケアと
歯科医院でのプロケアで
いつまでも おいしく 楽しい人生を！

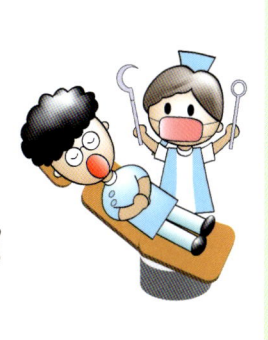

インスト13-8

7 『インスト』仕込みのコツ

　いかがですか。インストは、このように8枚の文字付の紙芝居です。

　「なんだ、これだけ？」と感じた方もいらっしゃると思いますが、勘の鋭い方でしたら「なるほどね！」とニヤつかれたのではないでしょうか。

　そうです。明らかに今までの歯科業者がつくる説明用コンテンツとは違います。

　ほとんど、解剖学的・病理学的・組織学的・細菌学的な内容は見当たらないのです。

　私たちプロが、患者さんに聞いてほしい内容ではなく、患者さんがちょっとランチの最中に他人に話したくなる内容なのです。

　ニヤついた方は、瞬時にここまで読み取ったのかもしれません。

> 　臨床が大好きで歯科医療に真面目に取り組んでいる（と思っている）私が、結果的にはすべての診療がより円滑に行えるよう、若松歯科では全80話からなる『インスト』メニューを揃えています。

　何度も何度もレシピを練り直し、若松歯科にかかわるすべての人に笑顔になってほしいと思いながら、睡眠時間を削って仕込みをしているのです。それは、サラリーマンのにわか集団がつくった歯科用ツールと同じわけがありません。

　本当に美味しいものを食べた時に、人は一瞬黙ってから、笑顔になりますね。

　先ほどの『インスト』を見て、いかがでしょうか。ちょっとだけ間を置いてから、口角が上がりましたか？

　「なるほど！」とうなずかれた方は、すぐに食材集めに東奔西走してみてはいかがでしょうか？　世の中には、たくさんの「オイシイ話」が転がっていますよ。

　より多くの人に理解させるためには、この『インスト』もつくっては練り直しを繰り返すことになり、たった1話をつくるのに延べ100時間を超えることもあります。

　それでも、歯科衛生士たちが楽しそうにインストをする姿と、それを食い入るように頷きながら聞いているオバちゃんの診療室内の風景を想像しながらのインストづくりは、結構楽しいものです。

　1～2話といわず、頑張って3～4話を自作してみてはいかがでしょうか？

　後できちんと紹介しますが、本書の付録のCD-ROMには、2話ほど『イントロ』＆『インスト』が入っています。ぜひそちらも参考にしてみてください。『インスト』の制作における最大のポイントは、可能なかぎりシンプルにすることです。そして、起承転結をしっかりつけてあげると、歯科衛生士さんたちは、がぜん話しやすくなります。

8 ▶ 少しだけ営業ＴＩＭＥに……

・PowerPoint がうまく使えなかったり
・ネタがうまく創れそうもない
・制作する時間がハナからない

　こんな方は、自分でつくろうなどと無理せず、『歯科塾 YOBOU』への入塾をおすすめいたします。

　『イントロ＆インスト』にかぎらず、類を見ない数々のオリジナルコンテンツに注目しがちですが、『与防』という考え方に賛同して継続していただくことだけが、入塾の必要十分条件です。

　さまざまな企業の協賛のお陰で、やる気がみなぎる先生方には、この業界では考えられない超低価格で利用することができます。

　詳しくは『歯科塾 YOBOU』のホームページをご覧ください。

　「いくらなんでも、それほどのものじゃない」と思われた方にひと言。

> 　手前味噌になりますが、30年近く臨床をやってきた私には、患者さん・スタッフ・ドクター全員が診療室内で笑顔になれるツールに、インスト以外は遭遇したことがありません。

　もしそうしたモノをご存知でしたら、ぜひお教えください。

　ちなみに若松歯科に、現在ユニットは6台あります。そのうち4台が衛生業務のアポイントで埋まっていることも多いのですから、数分ごとにどこかのユニットから笑い声が聞こえてきます。時にテンションが上がったオバちゃんに至っては、トイレの中まで聞こえるくらいヒートアップしています。

　このような方は、当院の親衛隊であり、井戸端会議の切り込み隊長ですから、街の美観を損ねるような巨大看板などをつくる必要はまったくないのです。

9 ▶ 「他院との差別化」ではなく、「共存共栄」で

　『インスト』を使って他院との差別化を企てようなどと、よこしまな気持ちをもつよりも、より多くの医院で『インスト』なるものを制作すれば、日本の社会構図が大きく変わるはずと考えるのは私だけでしょうか。

　そんな大それた野望を成立させるためには、より多くの国民に歯周初期治療の必要性をスムーズに理解してもらう機会を増やすこと。
　そして、ストレスなく、コマメに病状の回復を実行させる習慣をつけてもらうことしかないのです。

> 全国に 6 万ある歯科医院から少しでも多くの方に協力していただき、同時多発的に患者さんの意識改革をストレスなく行うことがベストと考えます。

　肩ひじを張る必要のない『歯科塾 YOBOU』は、スタディーグループでありながら、そんな仲間たちのコミュニティ広場でもあるのです。
　入塾しながら自作して「こんなのつくったんですよ！」と見せてくれる先生もいらっしゃいます。

> 私たちに今必要なことは、「他院との差別化」ではなく、「共存共栄」なのです。

　私は、常日頃、仲間＝同志は多いほうがよいと思っています。
　詳しくは『歯科塾 YOBOU』で検索してみてください。予防ではなく YOBOU です。

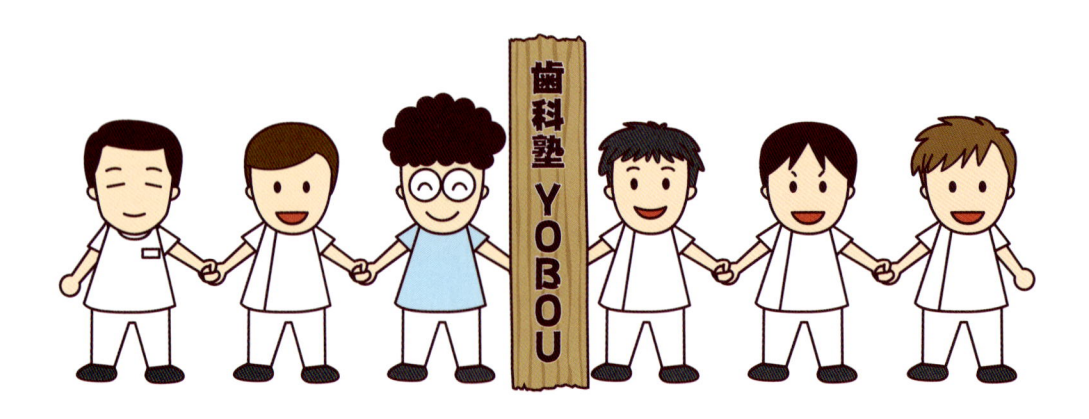

10 『与防』を国民に浸透させることが歯科界を救う！

いずれにしても『与防』＝知識を与えて全身疾患までも防ぐことの有効性を国民に浸透させることが、この業界にとって最重要課題のはずです。

そこができれば、歯科衛生士の人数だけでなく、歯科医師数もまだまだ足りないと思うようになるでしょう。

「そんなことをしたら、むし歯も歯周病も減って、歯科医師がさらに余ってしまうのでは？」とお考えかもしれませんが、声を大にしていいます。
「違います！」

時間があれば、私たちドクターも、スケーリングをすればよいのです。
しかも、歯科衛生士さんよりも上手に！
手が空いたら、私たちもポケット測定をすればよいのです。
しかも、歯科衛生士さんよりも上手に！
ヒマだったら、私たちも『インスト』をすればよいのです。
しかも、歯科衛生士さんよりも上手に！

「上手に！」とは、「正確に」とか「痛くなく」ということではありません。
歯科医師にしかできない、その患者さんにとって予知性を引き出すためのスケーリングであり、ポケット測定であり、『インスト』であるべきなのです。
FOP の施術経験があるドクターとない歯科衛生士さんとでは、歯肉の読み方は違って当然ではないでしょうか。

「それはわかるけど、そんなヒマがない」とお考えの先生に忠告です。
もしも、3ヵ月後、目と鼻の先にあなたの医院よりもきれいな歯科医院が、密かに内覧会を行う準備をしているとしたら、今の診療スタイルで、あなたの歯科医院は安心していられますか？

# 歯科界は人口減にどう対応していくのか？

　5年後、10年後、地域の人口動態を理解していますか？

　総務省統計局によると、2018年2月の日本の人口は、1億2,656万人ですが、2050年には9,708万人まで減少するとのことです。

　つまり、30年足らずで人口の25％ダウンは避けられないのです。たとえ近隣に歯科医院が乱立していなくても、自分の医院の患者さんが、3/4になっても大丈夫ですか？

　隣に歯科医院ができなくても、確実に患者さんは減るのです。

　30年後に減るのではなく、毎年、減っていくのです。

　ちなみに、日本の総人口は2017年のたった1年間で23万人も減少しています。

　とはいえ、私たちに光がないわけではありません。

　『人口の動態』が、カギになるのです。

　9,708万人という数字は、1回目の東京オリンピックが開催された1964年ごろとほぼ一緒です。イメージがわかない人は、映画『三丁目の夕日』の時代設定を想像してください。

　当時は65歳以上が6.3％であったのに対し、2050年には38.8％と6倍に膨れ上がります。つまり、健康意識が高い＝何かしらの病を抱えている層が増えるのです。当然、医療従事者である私たちの話に聞く耳を持つ世代が増えるということです。

　「ならば、歯科業界は安泰だ」と胸をなでおろしてばかりもいられません。

　実は、ご承知のように、この世代が医療費の大部分を使います。使ってくれるのであれば、儲かってよいじゃないかと思うかもしれませんが、医療税である健康保険の収支がこのままでは合わなくなり、破綻する可能性が否めないのです。

　昭和33年国民皆保険制度が制定される以前に戻る勇気が、皆さんにはありますか？

　来院する患者さんの減少率は25％では済まなくなります。

> 　ですから、『歯科塾 YOBOU』が提唱する『与防』＝『知識を与え、全身疾患までも防ぐ』ことが必要になるのです。つまり、病気が発症していない人びと含めた全世代に向けて、情報を早くから発信しなければ、今の保険制度は救えません。

　情報発信は、シンプルでわかりやすく、ターゲット層はできるだけ幅広く、しかも回数多く繰り返すことです。

　お察しのとおり『インスト』の効能は、はかり知れないものがあるはずです。あなたはひょっとして、国が何とかしてくれると思っていませんか？

12 ▶ 変化への「老舗」の対応に学ぶ

　ずいぶんと暗い話をしてしまいましたが、活路はあるのでしょうか？

　私たちの歯科医院という業種の手本は、顧客と長く付き合うことができるスタイルの「老舗経営」にあると私は考えています。

　一般的な企業は、10年で9割が倒産し、30年後には100分の1、つまり1％しか生き残れないといわれています。この厳しい日本社会において、歯科医院はある意味で国から相当な擁護を受けているといえます。私も含め、経営学の"け"の字も知らない歯科医師の大多数が、なんとかやり繰りができているのですからね。ところが、そのやり繰りがつかず年収300万円以下の院長が、相当数いるとの話を聞くようになりました。

　その一方で、「医は、算術」といわんばかりに、経営のプロと手を組み事業展開をはかる輩も出没する昨今です。あなたはどの道を歩むのでしょうか？

　多くの医院は、遊牧民のごとく本拠地を転々と変えるわけにはいかないので、外的要因が変化した際に分岐点に立たされるのは、必然といえます。

> 従来の方法では立ち行かなくなる可能性が出てきた際、イノベーションを起こせるか否かが、繁栄を継続するカギとなります。

　おそらく100年以上続く老舗は、岐路に立たされた際、時には当主が、時には女将が、時には番頭が、新たな価値を生む技術や考え方を取り入れて、大きな変化に対応してきたと思われます。基本的には全員が一丸となる必要があるのですが、どこかで誰かが、今までとは違う何かを着火する必要があるのです。

　たとえ火おこしが大変な作業の連続であっても、一度着いたその火が、多くの人を温めてくれれば、老舗はさらなる進化を遂げていくものです。

　変化を続けてきたからこそ、存続ができたのです。

　実は『インスト』の20話目にダーウィンの進化論の話が出てきます。その中に「生き残るのは強い種ではなく、環境の変化に適応できた種である」という有名な言葉があります。

　これこそが、今の歯科業界に必要なことなのですが、新しい価値を創造するにあたり、医療の本質から遠ざかることは、絶対的禁忌事項として常に胸にしまっておいてください。

> イノベーションが必要であることを伝えてきましたが、老舗が存続し続けている一番の理由は、揺るぎない理念や家訓が中核に位置していることを見落とさないように。

13 ▶ 「厚生」の意味、覚えていますか？

　ここで改めて、歯科医療の本質とは何かを考えてみましょう。

　私たちは、6年間の学生生活の中で、多くの先生から歯科医療の目的を習いました。

　もしも「歯の保存」が目的でしたら、抜歯はナンセンスになってしまいます。

　それでは「歯槽骨の温存」は、いかがでしょうか？

　歯槽骨がしっかり残っていれば、デンチャーもインプラントも、さほど苦労することなく施術可能です。

　しかし、そこに至る前の段階で、抜歯を防ぐことが可能であれば、その人は義歯やインプラントに無縁なもっと幸せな人生を送れたかもしれないのです。

　前述しましたが、医療は「豊かで幸せな生活のためにあるべき」です。

　臨床の根幹に患者さんの「豊かで幸せな健康的な生活」＝「厚生」を意識していなければ、正しい医療行為から逸脱する可能性が否めないのです。

> 　私たちの使命は、望まずして抜歯になってしまった場合であっても、患者さんのおかれている状況に照らし合わせて、複数ある選択肢の中から、いかに最適解を選ぶかということです。

　個々の患者さんに合った「歯科厚生治療」は、施術前の段階で成功・不成功がほぼ決まっているのです。

　処置をしないという選択肢も視野に入れつつ、「厚生」＝将来の豊かで幸せな健康的な生活をリードするための「見立て」を行わなければなりません。

　そのためには、

> 　患者さんから正しい情報を引き出せる環境づくりと、その彼らが聞く耳を持ちたくなる簡潔明瞭な提案

　を、常日頃から意識していなければならないのです。

第2章

『与防』を支える 『インスト』の実際を見る

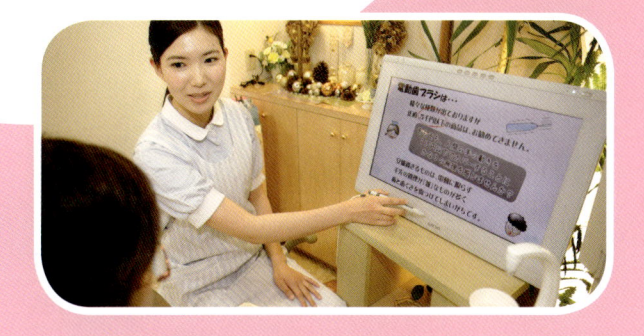

14 ▶ シンプル・イズ・ベストこそ『インスト』の真髄！

　昨今の主流は短編動画ですが、この期に及んでもナゼ『インスト』には静止画がよいといえるのでしょうか？

　簡単なことです。理解力には、個人差があるからです。

> 『インスト』の読み手である歯科衛生士さんが、相手が理解できるスピードに合わせて読んだり、補足を入れたりすることを考えると、動画は不向きです。

　説明文が、すべて画面に出ていることも重要です。

　院内の統一がはかれ、新人・ベテラン・ブランク有、どのようなスタッフにも、文字さえ読めれば、読み聞かせだけで、物知りお姉さんを演出できるのです。

　そして最大の特長は、難しくないことです。

　私たちは、どうしても解剖学的・組織学的・細菌学的・生理学的・病理学的な話をしがちです。こちらが100％理解していても、基礎知識が０％の素人の患者さんに伝えるためには、たとえ300％の努力と時間を割いたとしても、伝えたいことの10％も記憶に残らないのです。

　一方、

> 『インスト』は、指導・教育・情報提供……そして大切なムダ話を成立させるための工夫が盛り沢山なのですから、ムダな努力をする必要は皆無です。

　数ある歯科塾のコンテンツの中から、『インスト』をセンターポジションと大袈裟に紹介させていただいた理由が、おわかりいただけたのではないでしょうか?!

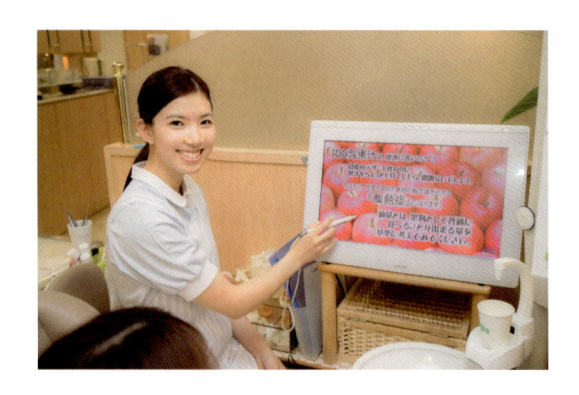

15 『インスト』でのムダ話こそ大事！

「ムダ話」と検索すると、Google 先生は「よもやま話と同義語」と教えてくれます。

よもやま＝四方山と書くのですが、実は「よもやも」＝四方八方の変化したものという説があります。

話が四方八方に飛ぶのは、いかがなものかと思われますが、四方八方から情報を無理なく引っ張れたら、より社交性を生みますね。

『インスト』を使うことで、そんな歯科衛生士さんを、院長先生の手をわずらわせることなく、いながらにして量産できるとしたら、すばらしいと思いませんか？

ちょっと歯科衛生士さんの視線で考えてみましょうか。

平成28年度の調査では、約12万人の歯科衛生士さんたちが、全国に約6万9千ある歯科医院に勤務しているそうです（就業人口）。

その中で雑誌等に頻繁に登場するエリートの方々は、おそらく30人いないと思いますが、4千人に1人のカリスマ歯科衛生士と同等の能力を身につけるためには、並大抵の努力と投資では不可能かと思います。

まさに「生活の90％以上が歯科衛生士」という生活を送って、はじめてなせる業なのです。

> 大多数の歯科衛生士さんは、人生の50％もつぎ込めば十分すぎると思います。
> 新しくできた彼氏とデートの約束があったり、手の掛かる幼児期の子育て真っ最中だったり、お受験で本人よりもハラハラしている状況かもしれませんし、親の介護が始まれば、3ヵ月後の勉強会に行こうとは思わないはずです。

考えてみてください。

社長が胸を張って「休みの日であっても、せめて休息の1/3は会社や業界の未来のために、勉強する時間に充当してください。もちろん、それはあなたのためでもあるのです」

──このようなことを言い出したらどうでしょう。

今の時代に、このようなブラック企業に自分の娘を就職させますか？

　歯科衛生士という職業は、情報に対して常に枝葉を広げていなければいけないことも事実です。

　しかも、得た知識を忘却することなく、放出し続けることで、多くの人を幸せにできなければ、過去に投資した彼女たちの貴重な時間は報われないのです。

> 　歯科衛生士の平均就業経験年数が16.6年と短く、20年以上は36％しかいないという報告から察すると、60歳の近くで線引きした場合は、国家資格を持っているにもかかわらず、ほとんどの方が離職している可能性があると思われます。

　世間を見渡せば、華やかで景気のよい仕事は、山のようにあります。

　そのような仕事は、誰かが犠牲になることも多いものですが、自分が犠牲になるよりマシなのかもしれません。

　すると「このまま歯科衛生士を続けていてもよいのかしら……」となるのです。

　つまり、続かないのです。

　そして、戻れないのです。

　さて、どうしましょうか。

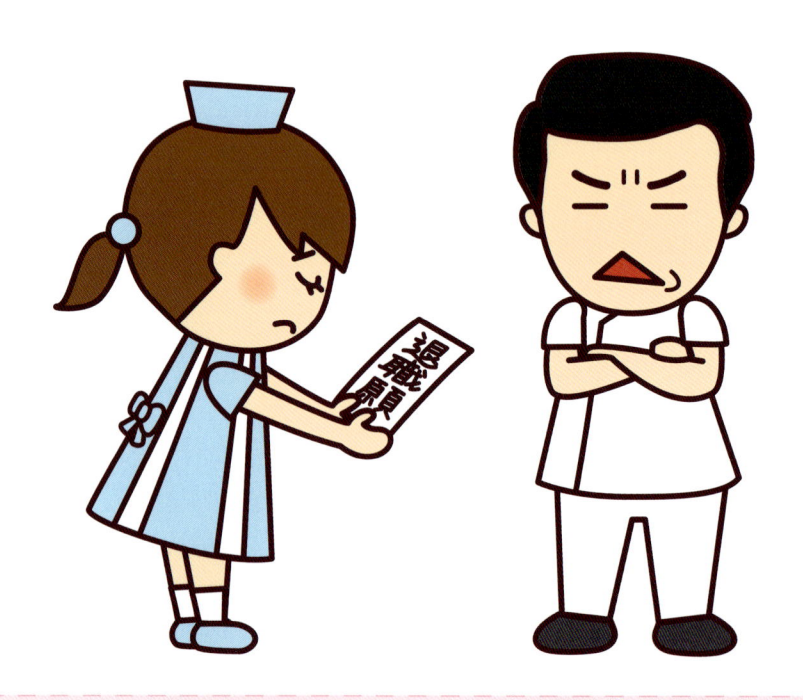

> 国民の健康を守る最前線の能力部隊＝歯科衛生士を使い捨てするなんて、モッタイナイですよね。

　社員が続けることも、戻ることもできない職場が、未来永劫にわたって繁栄することができると思いますか？

　もちろん、お給料で釣ることも可能ですが、それがベストチョイスでしょうか。

　「やりがい」を見つけることができれば……と、経営者は思うのでしょうが、見つけたやりがいを維持するためには、価値認識の反復と気持ちの張りの継続が必要になります。

　価値は、普通の歯科衛生士さんであれば、認識可能かと思います。

　では、「認識の反復」はどのように行いますか？

　では、「気持ちの張りの継続」はどうでしょうか？

　衛生業務中の一コマに『インスト』が存在することで、患者さんとのコミュニケーションがスムーズに成立します。

> その時に彼女たちは何を感じ、何を思うのでしょうか？
> 院長や上司からのひと言よりも、患者さんから100倍のパワーをもらえるはずです。
> 歯科衛生士は医療従事者であると同時に、ひとりの人間であり女性なのです。

　彼氏と喧嘩した翌日や、子供が高熱を出している日に、いつもどおりのテンションで衛生業務に臨むことができると思いますか？

- 四十肩で腕が上がらなくなったとき
- なんだか目のピントが合わないので近づいたら、かえって見えにくくなったりしてきたとき

　スケーリングマシーンのようにバリバリと仕事をこなして、出来るハイジニストを演じていられるのもそう長くないかも……などと思い始めると、一気にトーンダウンしてしまうものです。

　週末に、カンフル剤と称して浴びるように呑むほどの体力も、もはやないと感じたとしたら……。

> 「そろそろ限界かな？」などと、余計な考えを始めることの連続が、まさに「続けられない＆戻れない」職場を生むのです。

17 「あらかじめ」スムーズな衛生業務への導入のために

ところで、私たちが行う医療サービスにいくつかの問題点があります。

その一つに「術者の能力差」があります。

いかなる名医もカリスマ歯科衛生士にも、駆け出しの時期があったはずですから、そこを乗り越えて……というのは、経営者サイドの言い分です。

> 基本的にサービスは、受け手が満足できなければ「いいね！」はいただけません。
> 反論はあるとは思いますが「継続するか否かの判断は、患者さんの評価次第」なのです。

いずれ伸びる髪の毛ですら「新人には、触ってほしくないわ！」といわんばかりの方も多いのですから、患者さんからすれば「口の中なんて、もってのほか！」というわけです。

> ともすればアウェー感満載の院内において、新人衛生士さんがちょっとでもギコチナク振る舞ったとしたら、たとえ完璧なスケーリングができても、患者さんの満足度は急降下しかねません。

そのような厳しい状況下でも、国試合格直後の歯科衛生士が、10年目のベテランとあたかも差異がないかのごとく振る舞えたとしたら、素晴らしいと思いませんか。

実際に入塾した先生から「『インスト』を使い始めてから、1年目の歯科衛生士にバンバン指名が入るので驚いています」との声が寄せられています。

その医院では、先に『インスト』を行い、出来る歯科衛生士を醸し出してから、衛生業務を行っているとのことです。

ちなみに、私の経営する若松歯科をはじめ、入塾した大部分の医院では、歯科衛生士がスケーリングなどの衛生業務を行い、一区切りしたら、イントロ用紙（後に説明）を患者さんに渡して、必要事項の記載のお願いをします。

患者さんが記入中にドクターにチェックを依頼。歯科衛生士は業務記録用紙に必要事項を記入しながらドクターを待ちます。ドクターの手が空かないようであれば、『インスト』をしながらチェック待ちをします。つまり、ドクターチェックの待ち時間を利用して、患者さんに指導・教育・情報提供＆大切なムダ話を行うのです。

ところが、その医院は経験値の少ない歯科衛生士の場合、よりスムーズに衛生業務を行うために8枚の画面で構成される『インスト』を、処置の前フリとして使用しているようです。これこそ、あらかじめ（＝予め）スムーズな衛生業務への導入を誘導する使い方です。

 ## 抜歯の患者さんがいない日々は「しめしめ」

　過去に『インスト』に関して、業界の大手が『歯科塾YOBOU』と手を組み、自社オリジナルまで制作する勢いを見せていたのですが、結果は失敗に終わっています。

　社内事情も含め首をかしげる闇の部分はあるのですが、最大の理由は業界の方向性にありました。

　当時の花形は、何といってもインプラントで、外科嫌いな私でさえも、ひととおり器具機材を揃えたくらいです。

　総義歯補綴学に席があった身分ですが、新しい補綴の可能性に心躍るものがありましたし、当然そちらに推移すると思っていました。

　しかし、有床義歯でカバーしきれない部分への可能性とは裏腹に、私の心の中にブレーキをかけ続ける何かがあったのです。

　患者さんと生涯お付き合いするであろう関係の中で、責任の取り方の結論が出せず、講習会に出れば出るほど疑問と不安がわき立ち、意気地のない私は、結果1本も打たずに20年以上が経過してしまいました。

> 　無論、私はインプラントの反対論者ではありませんので、欠損補綴に入る前に全員に説明はしますし、必要だと感じれば大学病院や地域の中で信頼する先生に紹介しています。
> 　裏を返せば、私が『インスト』を使った患者教育にこだわり続けた理由は、そこにあったのかもしれません。

　この歳（54歳）になると、できないものに対して胸を張って「ウチでは、できない」といい切れるのですが、まだ30〜40代の頃に「インプラントをやっていないので紹介しますね」といったときに、悲しそうな顔をする患者さんを見ることは、確かに切なく忍びなかったのです。

　同時に、勉強不足のレッテルを貼られてしまうのではないか、という不安も当然ありました。だからこそ、いかにして歯を残すかを考え、『インスト』のような基礎の根底にある、あまり注目されない部分を強化することを継続できたといえます。

　今となっては、補綴に限らず、抜歯の患者さんがいない日々が続くと、「しめしめ。大成功だ！」と、ひとりでニヤケている有様です。

　心配事を引きずることなく、思いっきり羽を伸ばして週末を満喫できる歯科医師って、本当にステキですよ。

19 ▶ まずは、患者さんにきてもらわないと何も始まらない

　私が『インスト』を飽きもせず80話も創り続けることができたもう一つの理由は、学生時代6年間の塾講師という貴重な経験に他ならないと思います。

　偏差値が50に届かない生徒たちに、勉強の大切さではなく、知識が増えることの面白さや違う角度から考える楽しさを伝え、進学校に手が届くレベルまで引っ張り上げることが私の楽しみでした。

　そんな彼らから、逆に私が教わったことは、理解させて記憶に残したいのなら――

> まずは、①塾に興味を持たせること（こさせること）
> そして、②可能なかぎり教える内容を簡単にすること
> さらに、③ちょうどよいタイミングで繰り返すことでした。
> 何よりも大切にしていたことは、①の塾にくることが楽しくなる工夫です。

　たとえ部活で疲れていても、チャリンコをかっ飛ばして遅刻しないでくるようにと、最初の5分は、毎回「トピックス」と称して、彼女（今の女房）とディズニーランドに行った話などをしていました。

　中学生からしてみれば、数学の因数分解や三平方の定理、英語の現在完了や5W1Hよりも格段に興味があり、記憶に残る話でもあることに違いありません。

　金八先生のように「は〜い。黒板にチュウモ〜〜〜ク！」と大声出す必要もなく、「この人のいうことを聞いてみよう」「次は何を教えてくれるのかな？」という姿勢を、ムリ・ムダ・ムラなく創りあげていました。

　実はそこでの教え子の1人が、若松歯科の受付に座っているのですが、彼女は
　「先生の授業はいつもトピックスが面白くて、私はあれだけを聞きに通っていたようなものよ」
　と笑って教えてくれました。

　それでよかったと思います。まずは、その場にくることが大切なのです。

　歯周初期治療も同じです。まずは、患者さんに歯科医院にきてもらわないと何も始まらないのです。

20 馴染みの薄い輸入チーズ売りになってみる

　何も知らない人に、これから話そうとする内容に興味を持たせるには、かなりのコミュニケーション能力が必要になります。

　あなたが歯科医師や歯科衛生士ではなく、新商品の輸入チーズの販売員だとします。

　本日展開する商品は、チーズの王様といわれる「ブリ・ド・モー」です。

　日本人に馴染みの薄いこの商品を、ただひたすら説明したとしたら、購入してもらえると思いますか？

　答えは、NO ですよね。

　解決策として、誰もが試食を提案すると思います。

　パッケージだけを用意して「このチーズの芳醇な香りと口溶けは、類まれな……」と説明するよりも、「とりあえず、食べてみたい！」という欲求を満たす「試食」という方法は、間違っていません。

　もぐもぐタイムを経て、さらに「説明を聞きたい」という新たな欲求がでた時点で、心に刺さるコメントを投げかければ、相手の気持ちを鷲づかみできるのです。

　「ご家庭でぜひワインと一緒に召し上がってみてください。ハウスワインが２グレード、アップすると思いますよ」

　「ふ〜ん。でも〜、うちの家族は、誰も飲まないのよ」

　「でしたら、ブドウやリンゴなど酸味がある果物との相性は抜群ですので、ご家族皆さんでぜひお試しになってみてください。きっとチーズの認識が変わります」

　などといわれた日には、口腔内は唾液があふれ、お客さんはチーズ片手に果物売り場に向かうことになるはずです。つまり、コミュニケーションによって何かを成立させるためには、聞いてみたいという欲求を相手側につくる必要があります。

> 日常的に私たちが行っている、こちらサイドの「伝えたい欲求」だけを満たす行為は、業界では「指導」と呼ばれるものです。
> まずは興味を持たせて、教えながら育まないと、伝えたくても記憶には残りません。

　伝えたいという熱い気持ちがあれば、まだ救われるのですが、保険点数のためにとりあえず商品説明(？)をし始めたら、世紀末状態です。

　「いいから、オレのいうことを聞け！」と

　「ちょっとイイこと、教えてあげよ〜か？」

　どちらの話が記憶に残りますか？

 **21** 『イントロ』と『インスト』は常にペア

さて、困りました。

待合室にチーズを置きますか？

できるわけがないですよね。

中学生の授業でしたら、ディズニーランドでの恋バナでよいかもしれませんが、これから話を聞いてもらいたい「歯周初期治療の重要性」の"ツカミ"は、どうしましょうか？

ここで登場するのは、もう一つの武器『イントロ』です。

今まで話の中心だった『インスト』はインストラクション＝教育やインストラクター＝教える人の頭4文字から命名したのですが、『イントロ』は、イントロダクションから取りました。

曲のイントロと説明すればわかりやすいと思いますが、まさに"ツカミ"です。

前著では紹介していなかったのですが、『イントロ』と『インスト』は常にペアになって存在しており、『イントロ』があるから『インスト』が映える（＝インスト映え）ともいえるのです。

それでは、『インスト』の1話目の1・2ページ目をおさらいしましょう。

この『インスト』につなげるための『イントロ』は、後で紹介します。

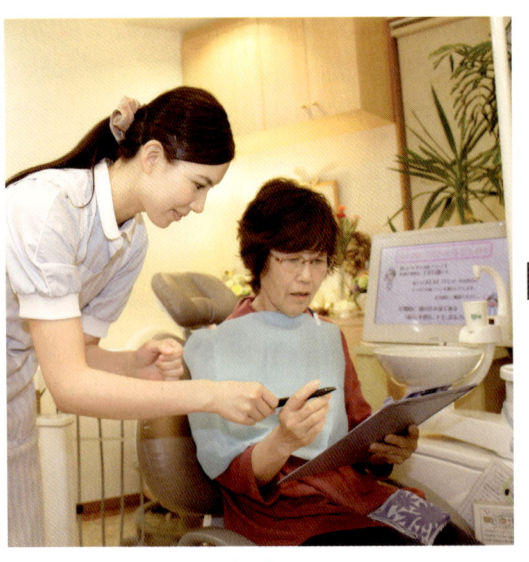

イントロ

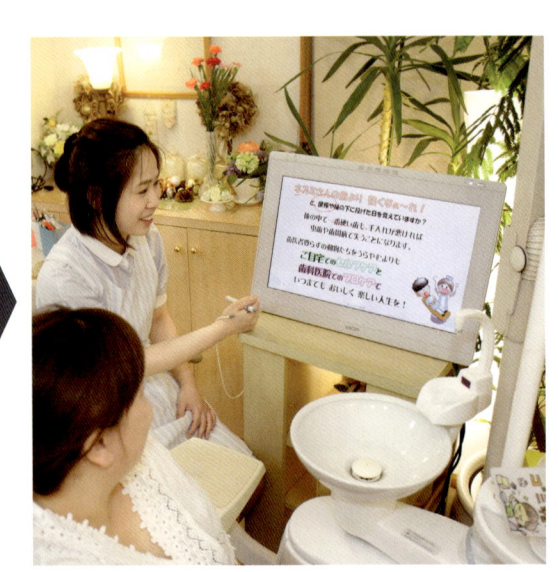

インスト

☆１枚目が「実は…どちらも正解です。」で始まるのは理由があるのです。

実は・・・　　どちらも正解です。

歯が有るカエルも、無いカエルもいます。

それでは……

**どうして、歯が無くなってしまった
カエルが、いるのでしょうか？**

ヒントは・・・
　　カエルの食べ方に隠されています。

インスト01-1

カエルは、口を開けた瞬間に
ベロが伸びて餌を捕まえ

パクッと丸呑みをしてしまいます。

つまり……
　　獲物を歯で捕まえなくても
　　噛まなくても良いのです。

エサは、虫などですから
　　たんぱく質と脂質がメインです。

胃袋に入れてしまえば
　　消化されてしまうのです。

インスト01-2

22 『イントロ』は術前投与！

「実は、両方とも正解です」とあるので、『インスト』を読み聞かせする前に、クイズが出されていたのです。

まずは、興味を持たせること。これが、いきなりのクイズで成立しています。

では、クイズを出せば興味が湧くのでしょうか？

しかも、毎回？

小学生なら喜びますが、大人はそうはいきません。

そこで、次のような紙を用意しました。

亀内はい汰と葉垣レイは、博士が作ったタイムマシンで予防歯科の概念がまだない1970年に到着しました。

そこでの出来事を基に後ほど解説をいたします。皆様の健康維持増進の為に少々お付き合いください。

(はい汰)博士。ここは本当に1970年なの？
(博士)うむ。ワシの作ったタイムマシンが
　　　壊れてなければの話じゃがのぉ～。
(レイ)それにしても、なんにも無いわぁ～。
(はい汰)カエルの声しか聞こえないよ！
(博士)随分とのどかじゃの～。
(博士)ところでカエルに歯はあると思うかい？

□ ある　　　□ ない

(はい汰)じゃあ、いったい歯って何のためにあるんだぁ？？？

1970年は、初めての東京オリンピックから6年後です。
そのころあなたは、何をなさっていましたか？

当時の歯科治療は、抜歯などの外科処置が中心でしたが時代は変わるもので、昨今は『早期発見・早期治療』から『徹底管理・最小限治療』に変化しつつあります。

(あなたの考えでチェックしてください。)

イントロの例1

これが『イントロ』です。

歯科衛生士が行う8枚のスライド＝『インスト』を行う前に患者さんに読んでもらい、必要事項を記入してもらう用紙です。

若松歯科では、この用紙を歯科疾患管理に付随させてあります。

そんな余計なことをすると、「お役人様に何をいわれるかわからない」と思った方にお知らせします。

全国津々浦々にいる彼らは、私たちの敵ではありません。

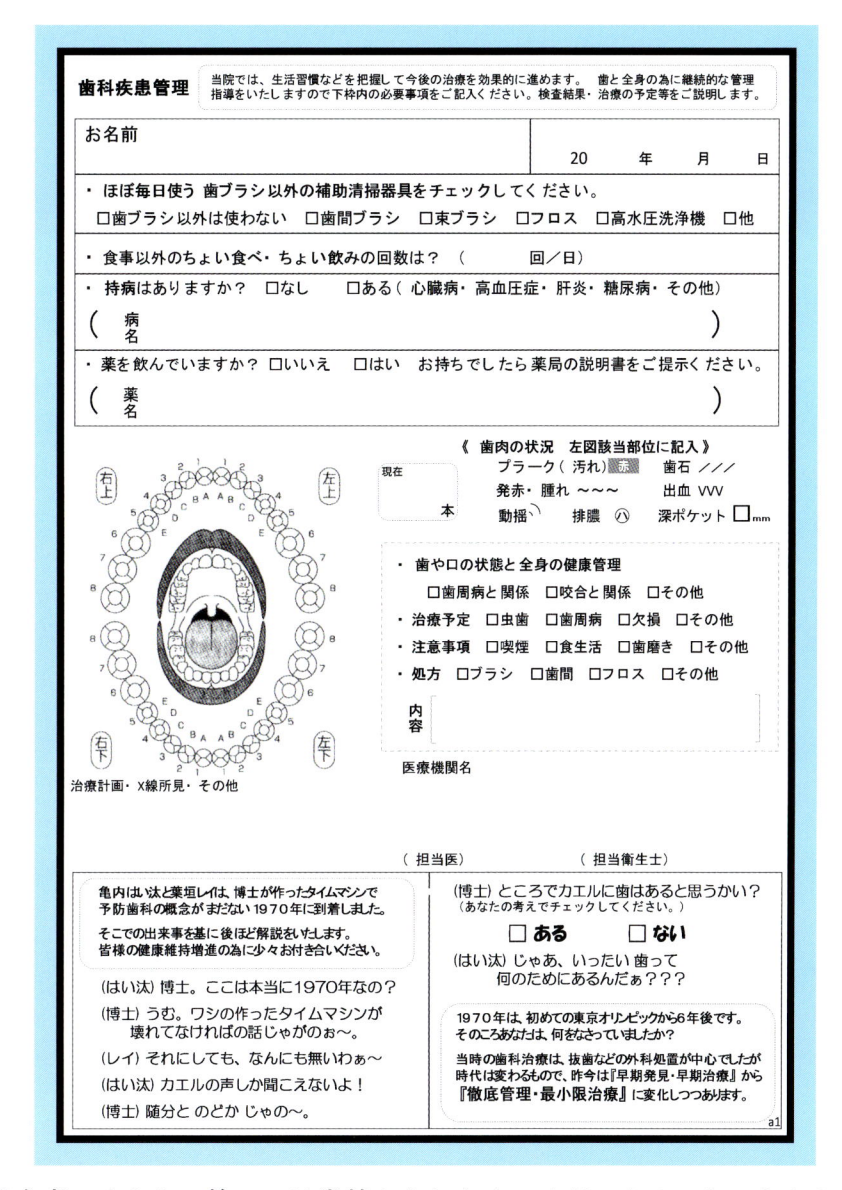

お上の代弁者ですから、怖いのは当然かもしれませんが、やるべきことをやらないから恐ろしいのであって、やるべきこと以上のことをやっている場合は、なんら恐るるに足りないのです。

「患者さんとコミュニケーションをとってはいけない」という技官は見たことも聞いたこともありません。

万が一ダメだというのであれば、素直にその部分を切り取ればよいだけです。

さまざまなデータから、歯周病を軽減できれば、多くの病気に罹患しなくて済むことを、彼らが一番よく知っているはずです。

医療費を削減させるために、患者さんとしっかりとコミュニケーションをとることを否定する役人はいるはずがありません。国民を守るためのお代官様は、何が正義なのかをよく知っています。ですから、どうぞご安心ください。

23 『イントロ』でモッタイナイおばけを追放

　ちょっと横道にそれてしまいましたが、『イントロ』を歯管用紙につけることで、とても重要な効果が生まれます。

　自署にて氏名を記入した歯科疾患管理用紙を、患者さんは、やたらな所に捨てることをしません。

　そこには、個人情報が満載なのですから、待合室のごみ箱に捨てるわけにもいきません。大部分の患者さんは、用紙を持ち帰るはずです。

　歯管用紙が不要な患者さん用にポストを置いている先生もいらっしゃるようですが、何とモッタイナイことをしているのでしょうか。

　なぜなら、『イントロ』が書かれた用紙を持って帰った患者さんは、帰宅後に家族に、あるいは職場の同僚に、自慢げにクイズを出すと思いませんか？
　「ねえねえ、カエルには、歯が有ると思う？　無いと思う？」

　その後は、見事なまでにあなたが想像したとおりの光景が、家庭や職場内で繰り広げられます。

　とかく歯科のウワサは、マイナス要素のものが大部分です。それを楽しい噂に変えられるのです。

　実際、市内のファミレスで『インスト』そのままの内容で得意げに話しているオバちゃんがいました。黙って聞いていたら、大きな声で彼女の口から、次々と私の医院の宣伝がなされているのですから、こんなありがたい話はありません。
　聞きたいという欲求から始まり、『イントロ』があることで今度は第三者に話をしたいという欲求に変化するのです。

　誰が書き込んだのかわからない口コミや、ネット上にある怪しいランキングよりも、目の前の知人から直接聞いた話を人は信用するものです。

　当院に目立つ看板が一切ないのは、看板が必要ないからです。

　ヨーロッパの街並みに象徴されるように、人のつながりが成熟した街には看板がほとんど見当たらないのは納得ができます。

少ない医療費、少ない痛み、少ない通院回数で回復

とはいえ、看板の受け手側（患者さん側）から見た看板の効果は、大きく２つあると考えています。

・目的を達成するため……どこかに良い歯科医院がないか探すため
・達成した目的を確認するため……看板が視界に入ることで「自分の選択が正しかった」と再確認するのです。

そうなると、「ドーピングじゃないか？」と揶揄した巨大顔出し看板も否定できないものとなります。

しかし、「私の歯を治してくれた〇〇先生に今日も逢えた！」と思うだけで、果たして幸せになれますか？

これも、豊かで幸せな生活ですか？？

この件については、個々の判断に任せるとして、本書では『インスト』の効能について掘り下げてお話ししていきます。

実は、『インスト』の最後のページの多くは「……ですから、ちゃんと歯周初期治療を受けましょう」で完結しています。つまり、

> 病状がきわめて初期の段階で来院し、少ない医療費、少ない痛み、少ない通院回数で回復している人の場合は、歯科衛生士さんから『インスト』を読み聞かされるたびに、自分の受診行為がパソコンの画面によって肯定されることになるのです。

その時の患者さんの心中は、ドヤ顔で「そうね。私はちゃんとやっているわ！」と叫んでいるはずです。

生きているかぎり、歯石は付着します。

成人の８割以上は歯周病というフレーズを、一度は聞いていると思います。

むしろ私たちが精査をすれば、異常がない人を見つけるほうが困難かと思います。

さらに、歯周初期治療だけで完結している『インスト』の常連さんたちは、こんなふうに思っているのかもしれません。

「ふふふ……私は、歯周病を重症化させていろいろな病気になるなんて、まっぴら御免だわ！　しかもムダな医療費と時間を使う野暮な人間ではない」と。

ですから、ドーピングに引っ掛かりそうな看板は、当院に不要なわけです。

25 『イントロ』は名アシスト！

先ほどお見せした『イントロ』にも、『インスト』同様に80話ほど製作してありますが、その内容にもディープなカラクリがあります。
その前に『イントロ』の登場人物とストーリーを簡単に説明しましょう。

・元気が取り柄の……亀内はい汰君。
・しっかり者の……葉垣レイちゃん。
・なんでも知っている……博士

の３人がタイムマシンに乗って1970年に到着します。
そこで亀内はい汰君の祖父母に当たる
・若い頃の亀内門吉・洋子

に出会い、さまざまな出来事が起こるのです。

『イントロ』を読んだ患者さんは、自分自身の話ではなく、予防歯科の概念がまったくない登場人物たちがターゲットになるため、とんちんかんな会話の中で正しい知識を予測しつつ、これから始まる『インスト』に備えることができます。
そうなると患者さんだけでなく、歯科衛生士も患者さんのアラ探しをする必要もなくなるのですから、互いにいやな気分になることはまったくありません。
第三者を立てることで、正しいことを伝えていく展開は、子供の頃から、身近ですっかり溶け込んでいる、とあるものに似ていませんか？

日曜の夕方に誰もが一度は見たことがあるＴＶ番組です。
そうです。

> 『イントロ』に出てくるはい汰君やレイちゃんなどの登場人物のお陰で、サザエさんを見ている時と一緒の気持ちになって、安心してその後の『インスト』を聞いていられるのです。
> 毎週日曜日に、食卓を家族で囲みながらカツオやサザエさんの失敗を笑い、気がつかないうちに、私たちは教育されていたことになります。

このスタイルは、歯科業界にはなかったパターンだと思いますので、ぜひともおすすめします。

正直なところ、短い文章内で患者さんに興味を持たせなければいけないのですから、『インスト』よりも『イントロ』の作話のほうが、10倍大変です。

それでも、ファミレスで得意げに話すオバちゃんの役に立てば、日本の未来も明るいかと思い、私はネタづくりに頭を悩ませているのが実際です。

ちなみに『インスト』13話目の『動物の歯』の前に読んでもらう『イントロ』は、次のようなものです。

洋子が、せんべいを持ってきました。
そこでの会話を聞いてみましょう。

（博士）あぁ、やっぱりこれじゃよ。これっ。
　　　　昔は堅焼きせんべいが、おいしかったよねぇ〜！
（門吉）おっ、博士も、堅焼き派ですか？
（博士）50年後は、軟食化が進み、歯ごたえのある食べ物が減ってしまったからのぉ。
（レイ）10秒で終わる食事もあるわ！
（はい汰）ゼリー食でしょ！　おれ大〜好き！

はい汰が、せんべいをバリッと食べると…
（はい汰）あ〜〜〜っ！　乳歯が取れたぁ〜！
（洋子）私なんか、永久歯が揺れて…もう一回生え変わってくれればいいのに…。

ヒトの歯の生え変わりは、1回ですが他の動物は、何回ぐらいでしょうか？

サメ　　　回
ゾウ　　　回

イントロの例2

いかがでしょうか？

歯科衛生士がこの後に『インスト』を行うのですが、患者さんが食いついてくるイメージが湧いてきましたか？

『イントロ』は、アナドレナイ！

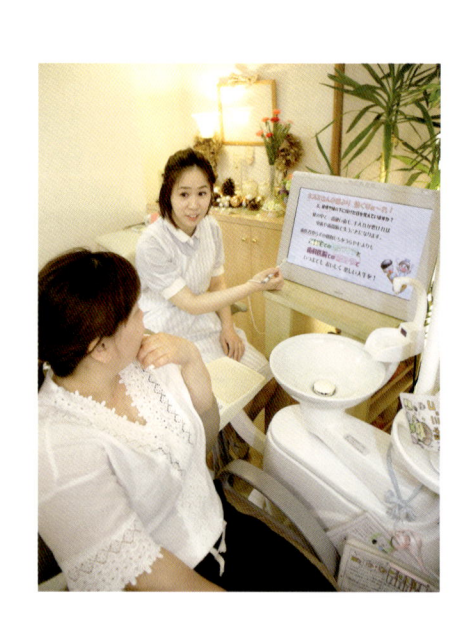

第3章

『インスト』を成功させる
カギはどこに？

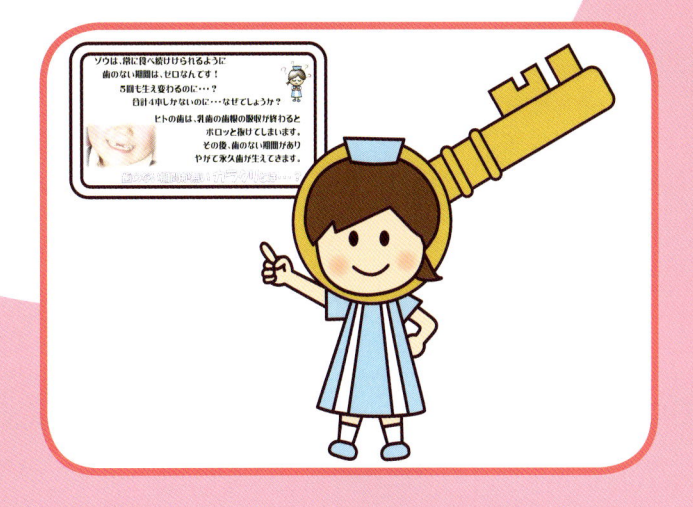

　本書の中に「欲求」という言葉がたびたび出てきていますが、患者さんが歯科医院に通いたいと思う欲求は、どこからくるのでしょうか？
　歯科業界人には馴染みが薄いと思いますが、心理学の世界であまりにも有名なアブラハム・マズローなる人物が「欲求の5段階説」を唱えています。

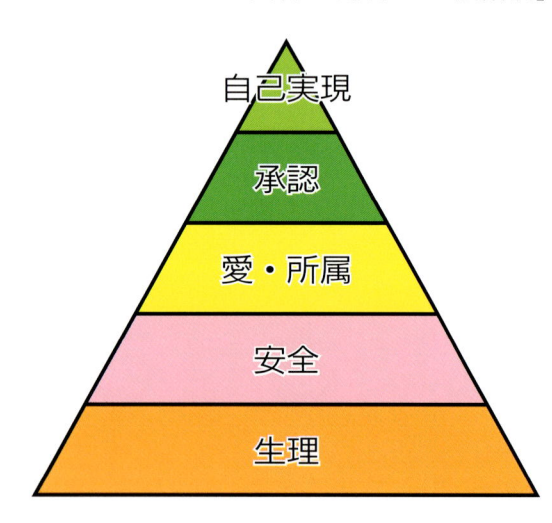

　心理学において「欲求」は永遠のテーマです。
　その中でマズローの説は、欲求を語る上での基本と理解していただければよいのですが、口腔内ばかりのぞき込んでいた私たちには、それすら難解かもしれません。
　そこで、日常の臨床に合わせて、この欲求についてお伝えします。マズローさんは、ヒトの欲求は5つの段階に表すことができるといっていますから、それを来院する患者さんに当てはめて考えてみましょう。

　それでは下段から説明します。
　歯科医院を受診したくなる欲求には、次のようなものがあるはずです。
■生理的欲求＝痛みを止めてほしい。義歯が壊れて噛めないので修理してほしい。
■安全の欲求＝痛くはないが穴が開いた。テレビを見て歯周病の程度が心配。
■愛・所属の欲求＝○○先生に診てもらいたい。かかりつけ医院がほしい。
■承認の欲求＝頑張っている自分を褒めてほしい。大丈夫の太鼓判がほしい。
■自己実現の欲求＝いつまでも女子高生のようなきれいな歯ぐきを維持したい。治療費は、いくら掛かってもよいから、何でも噛めるインプラントを入れたい。

　なるほど。いわれて見れば、この5段階。そのとおりかもしれないですね。
　ピラミッド下2段の■生理的欲求と■安全の欲求は、生命にかかわる、いわば体の欲求です。その上の2段■愛・所属の欲求と■承認の欲求は自我をつくる心の欲求です。
　この4つの欲求は、欠乏を満たす欲求（足りない部分を補う）といわれています。
　そして最後は、一般的な枠をはみ出した■自己実現の欲求、つまり超理想世界への成長の欲求です。

27　アンケート分析から「欲求 5 段階説」にアプローチ

マズローの 5 段階説を起用した理由は、若松歯科にきている患者さんに

「どうして当院を利用しているのか？」

「その継続通院の欲求はどこからくるのか？」

を明らかにするために、アンケートをとったことに始まります。

	平均	中央値	最頻値	標準偏差	分散	最小	最大	信頼度(95.0%)
Q1_1治療評価	4.857	5	5	0.351	0.123	4	5	0.060
Q1_2考え方評価	4.857	5	5	0.351	0.123	4	5	0.060
Q1_3比較評価	4.788	5	5	0.427	0.182	3	5	0.073
Q1_4伝え方評価	4.865	5	5	0.343	0.118	4	5	0.059
Q1_5理想指導評価	4.887	5	5	0.318	0.101	4	5	0.054
Q1_6総合評価	4.872	5	5	0.335	0.112	4	5	0.057
Q2_1イントロ	4.313	4	4	0.591	0.350	3	5	0.101
Q2_2インスト	4.473	4.4733	5	0.555	0.308	3	5	0.095
Q2_3内装	4.617	5	5	0.547	0.299	3	5	0.094
Q2_4イベント	4.435	5	5	0.641	0.411	3	5	0.110
Q2_5若松新聞	4.298	4	4	0.639	0.409	3	5	0.110
Q2_6独自総合評価	4.780	5	5	0.432	0.187	3	5	0.074
Q3_1現在生理的	2.992	3	1	1.490	2.220	1	5	0.256
Q3_2現在安全	3.226	4	4	1.501	2.252	1	5	0.257
Q3_3現在社会	4.173	4	4	0.965	0.932	1	5	0.166
Q3_4現在承認	3.286	4	4	1.253	1.569	1	5	0.215
Q3_5現在自己実現	3.985	4	4	1.037	1.076	1	5	0.178
Q4他院通院	1.060	1	1	0.239	0.057	1	2	0.041
Q5_1他院生理的	3.925	4	4	1.112	1.237	1	5	0.191
Q5_2他院安全	3.459	4	4	1.264	1.599	1	5	0.217
Q5_3他院社会	2.534	3	1	1.357	1.842	1	5	0.233
Q5_4他院承認	2.346	2	1	1.285	1.652	1	5	0.220
Q5_5他院自己実現	2.421	2	1	1.344	1.806	1	5	0.231
性別	1.692	2	2	0.464	0.215	1	2	0.080
年齢	56.406	59	60	13.097	171.531	26	92	2.246
通院年数	5.511	3	0	5.759	33.161	0	24	0.988
保険区分	3.421	3	3	0.606	0.367	2	6	0.104
負担割合	2.812	3	3	0.914	0.836	0	10	0.157

アンケート結果　　　　　　　　　　　　　　　　（小島　崇司）

1ヵ月に約1,200人が利用する若松歯科で、そのうちの133名にデプスインタビューをもとに制作したＡ４用紙３枚に及ぶアンケートをしっかり行いました。

　月間来院患者数１割強のサンプルから、図表のような結果が出ました(統計が苦手な先生は、無理せずに飛ばして次にすすんでください)。

　さらに相関分析・偏相関分析結果を出しますが、ここも見なかったことにしても、開業医の先生方と歯科衛生士さんは問題ないと思います。

質問1	質問2	相関係数	t値	有意差	偏相関係数	t値	有意差
Q5_4他院承認	Q5_5他院自己実現	0.83599647	17.437	＊＊	0.606279495	7.737	＊＊
Q5_3他院社会	Q5_4他院承認	0.827099651	16.843	＊＊	0.428441364	4.812	＊＊
Q5_3他院社会	Q5_5他院自己実現	0.793797785	14.939	＊＊	0.259714406	2.729	＊＊
Q3_1現在生理的	Q3_2現在安全	0.739484055	12.573	＊＊	0.723026627	10.622	＊＊
Q1_1治療評価	Q1_2考え方評価	0.631578947	9.324	＊＊	0.512766361	6.062	＊＊
Q1_6総合評価	Q2_6独自総合評価	0.58950553	8.353	＊＊	0.181545398	1.874	
Q1_5理想指導評価	Q1_6総合評価	0.575398037	8.052	＊＊	0.331913543	3.571	＊＊
Q2_1イントロ	Q2_2インスト	0.571505226	7.971	＊＊	0.449577333	5.108	＊＊
Q2_3内装	Q2_4イベント	0.569264514	7.925	＊＊	0.465923309	5.344	＊＊
Q3_3現在社会	Q3_5現在自己実現	0.562556655	7.788	＊＊	0.320734125	3.437	＊＊
Q1_2考え方評価	Q1_6総合評価	0.551597349	7.569	＊＊	0.183110383	1.890	
Q1_2考え方評価	Q2_6独自総合評価	0.54054689	7.354	＊＊	0.341879843	3.692	＊＊
Q1_1治療評価	Q1_6総合評価	0.487244325	6.386	＊＊	0.069636986	0.708	
Q5_1他院生理的	Q5_2他院安全	0.482673962	6.308	＊＊	0.508692722	5.996	＊＊
Q3_4現在承認	Q5_4他院承認	0.455699521	5.859	＊＊	0.30068561	3.200	＊＊
Q2_2インスト	Q2_5若松新聞	0.451137681	5.786	＊＊	0.249618894	2.616	＊
Q2_5若松新聞	Q2_6独自総合評価	0.447279369	5.724	＊＊	0.181259471	1.871	
Q1_3比較評価	Q1_6総合評価	0.444411116	5.678	＊＊	0.078881927	0.803	
Q1_3比較評価	Q2_6独自総合評価	0.443735982	5.667	＊＊	0.214112057	2.225	＊
Q1_1治療評価	Q2_6独自総合評価	0.440683783	5.619	＊＊	-0.074362578	0.757	
Q3_4現在承認	Q3_5現在自己実現	0.440681151	5.619	＊＊	0.297801092	3.166	＊＊
Q3_3現在社会	Q3_4現在承認	0.428657196	5.430	＊＊	0.164437708	1.692	
年齢	保険区分	0.419516988	5.290	＊＊	0.351408035	3.809	＊＊
Q3_4現在承認	Q5_5他院自己実現	0.409481335	5.137	＊＊	-0.102369247	1.044	
Q1_6総合評価	Q3_5現在自己実現	0.408549635	5.123	＊＊	0.14115162	1.447	
Q1_6総合評価	Q2_5若松新聞	0.405714853	5.081	＊＊	0.130434311	1.335	
Q2_4イベント	Q2_6独自総合評価	0.402729243	5.036	＊＊	0.115082542	1.176	

アンケートの相関分析・偏相関分析　　　　　　　　　　　　（小島　崇司）

　おそらく多額のコンサルタント料を支払い、契約されている医院でも、ここまで分析をかけることはないでしょうが、データ大好き人間には、この分析結果はたまらないかと思います。しかし、私を含む歯科医師の99％は、これらを見てもわかることは何一つないと思われますので、さらにわかりやすくしたもので紹介します。

28 マズローの理論も若松歯科の実績で納得

マズローのピラミッドを逆さにした順番で、アンケート結果の解説をします。

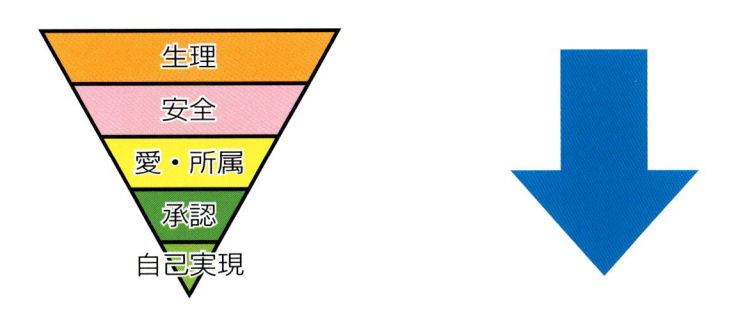

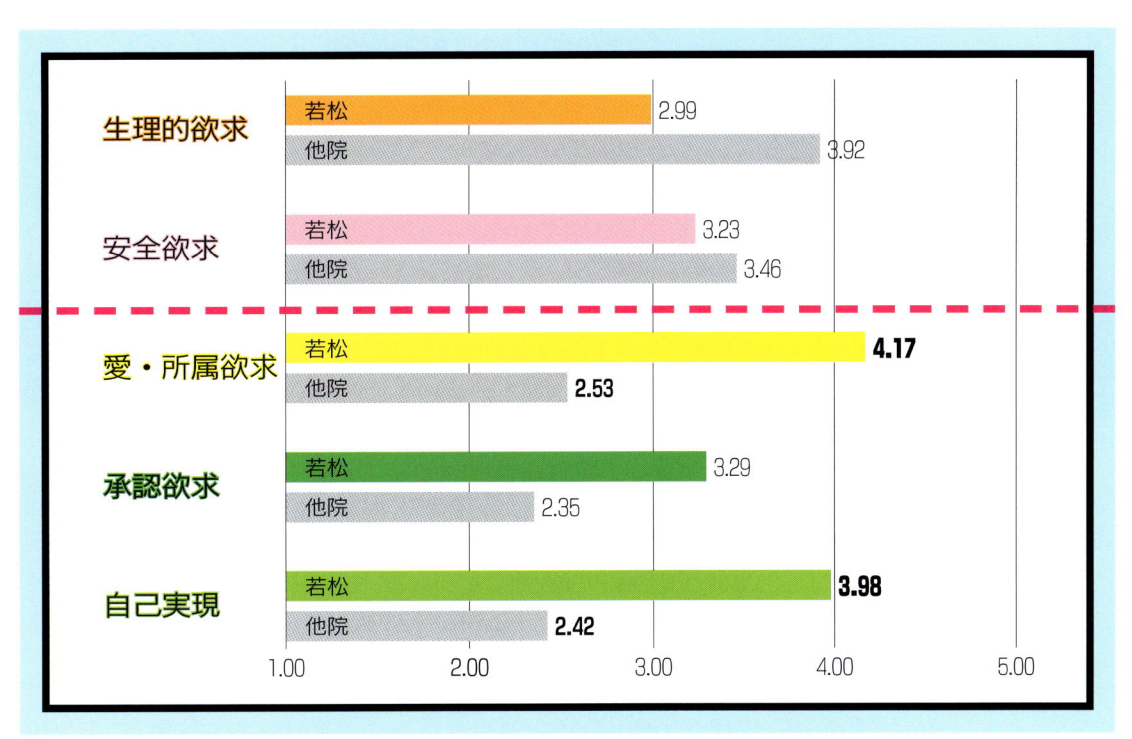

この棒グラフは、通院理由がどこにあるのかを、マズローの5段階欲求に照らし合わせて探った結果です。

橙・ピンク・黄・緑・黄緑色は、現在、若松歯科に求めているそれぞれの内容の程度が示されています。

グレーは、若松にくる以前に、他院へ通っていたころの通院の欲求です。

赤点線を挟んで上2つ(生理的・安全欲求)は、共に治療を望む欲求です。

下3つは、一般的な処置とは無関係の欲求です。

つまり、下図のマズローのピラミッドの上部3つに当たる精神的な欲求です。

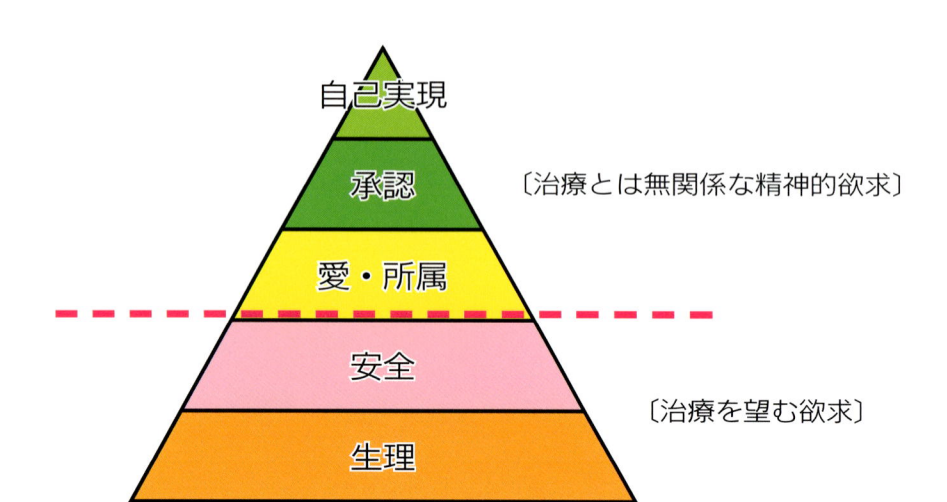

前ページに戻ってもう一度ピラミッドと見比べてみていただくとわかりやすいかと思いますが、若松歯科には、治療を求めてくる比率が少ないのです。

「それって、先生の治療がヘタクソだから、患者さんが見切りをつけて、精神的な欲求しか期待していないとか……」

だとしたら、半径300m以内に5医院がひしめく激戦区で、ロクな看板がないにもかかわらず、2階の奥にある診療所に、月に1,200人も来院すると思いますか?

1,200人の内、歯周初期治療で当院を利用する人は850人を越えます(ユニット6台、ドクター常時2名、歯科衛生士常時3名)。

ここで、再度前ページに戻ってかかわり合いをもちたいという欲求の現れる■「愛・所属の欲求」と、ワンランク上でいたいと願う■「自己実現の欲求」の棒グラフの伸び率を見てください。

患者さんが他院に通院していた頃との比較で、約2倍の伸び率になっているのがわかると思います。

診療がズサンであれば、■「生理的欲求」からステップアップすることも、■「安全の欲求」も満たされることがないので、若松に見切りをつけて他院に転院しているはずです。

しかし若松歯科の患者さんたちは、デンタルジプシーにならずにいるのです。

もちろん、上層階を狙いたいならば、基礎固めをしっかりしなければ、砂上の楼閣のごとく崩れていくものです。

やるべきことをやらずして、絵に描いた餅のようなことを吐いても、それについてくる人は、今の時代にはいません。

29　若松歯科が笑っていられる理由

　私の医院では、自費の説明は、説明義務があるので必ず行っていますが、誘導は一切していません。

　しなくても、笑っていられるからなのです。

　保険診療の経験が３年以上ある先生でしたら、どうして笑っていられるのか、ここまでの内容が理解できていれば説明する必要もないと思います。

　高い予知性を意識した「歯科厚生治療」の結果、患者さんも、スタッフも笑顔でいられるのです。そして、これらを多方面にから支えているのが、『イントロ＆インスト』です。

　さて、１つクリアしなければいけない問題があります。

　『イントロ＆インスト』の効果が、若松歯科だけの結果であっては意味がないのです。

　より多くの歯科医院がスムーズに展開できるように、過去に入塾した医院を４つのパターンに分けてみました。

　それぞれの医院に合った取り組みをおすすめしています。

　ただし、いかなる場合でも、前提にある必要条件は、院長先生がやる気になっていることです。

　やる気の源は、どんなことでもよいと思います。

- 未来の日本の医療をよりよくしたい
- 患者さんと笑顔で末永く付き合いたい
- 歯科衛生士さんにとって、ラクで楽しい職場にしたい
- もちろん自分にとっても
- 地域の中で活気あふれる必要な存在であり続けたい
- 歯科業界を盛り上げたい
- コンプライアンス＝法令順守したい

　その他いかなる理由でもかまいませんが、一番ダメな結果を生むスタイルは、「うちは歯科衛生士さんに任せてあるから……」です。

　健康保険のシステムに則って行う医療行為ですから、先生の診断が必要になるのは当然なのです。

30 自院の装備点検で、医院のチームタイプを分析する

先生のやる気と、あと一つ根気が必要になります。
管理型の歯科医院を目指したいのであれば、焦りは禁物です。

そこで、まずは簡単な自院分析をすることからおすすめします。
指揮官であろう院長が、『イントロ＆インスト』に、どれほど興味を示したとしても、成功・不成功を分ける最大のカギは、医院の状況と院長を含む全員の立ち位置と戦闘能力にあります。
そこで——

> あなたの医院の置かれている環境と、実働部隊である歯科衛生士さんたちの性格を照らし合わせながら、取り組み方法を考える

必要があります。

もう一度お伝えしておきますが、ダメパターンの筆頭は、院長が歯科衛生士さん任せにしている医院です。
「これ、すごくいいから来週からやろう。ちょっと目を通しておいてくれる」
といったきり丸投げで放置。３ヵ月後。
「ちゃんとやらなきゃ、ダメじゃないか！」
これでは、うまくいくはずがありません。

まずは、自分の医院の置かれている環境を院長自身が把握し、彼女たちに自己分析をもとにした戦術をしっかりと伝えるべきです。
そのためには——

> 最低限、現在の月間レセプト件数、純初診数と再初診数は、スタッフに把握させる必要があります。とくに再初診数は重要です。

なぜならこの３つは、誰もが理解できる医院の強さのバロメーターです。
ここを明らかにすることによって、スタッフ全員が、簡単に数値目標を共有できるようになります。

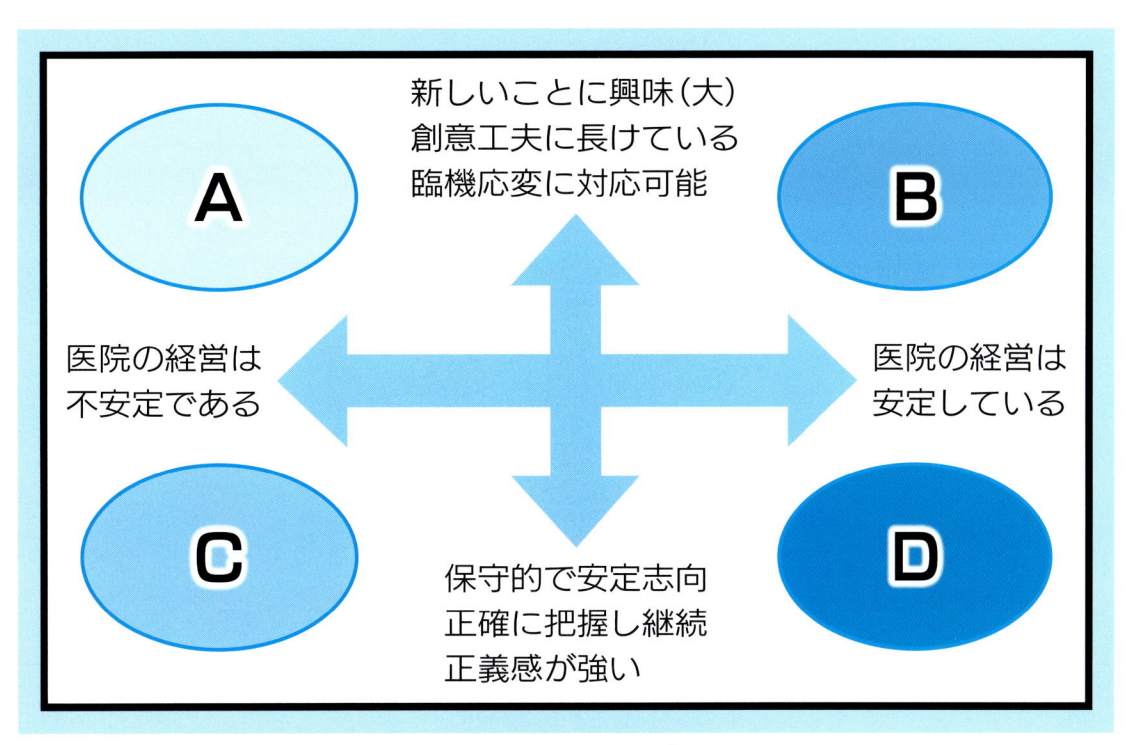

４つのチームタイプ

ただし──、

業績重視の一般企業とは違い、私たちは「医療人」です。
数値の伸びだけが目的ではないことも、同時に理解してもらう必要があります。

さて、最低限の準備がすんだら、あなたの医院の状況分析です。

過去に入塾された歯科医院の特性を、上の図のように、A〜Dの４種類に分類してみました。

院長先生の自己分析と個々のスタッフが行うそれは、違う結果かもしれません。

各自が、相談することなく、自分がもつ物差しで自院分析をしてみることをおすすめします。

31 『イントロ＆インスト』が一番スムーズにスタートするのはどのチーム？

医院の自己分析が終わったら、分析のすり合わせです。

４つのグループが出ていますが、どれが良くて、どこが悪いというのではありません。それぞれに合った取り組みを行う必要があるのです。

一度結果が出ても、ある日を境に安定しているはずのＢチームだった医院が、院長の入院や近隣に歯科医院の建設が決まるなどの理由で、Ａ・Ｃになる場合もあります。

チームリーダー的な歯科衛生士さんが妊娠して、コマ数を減らすことになったり、ご主人の転勤が決まり退職したりすれば、医院の雰囲気がガラリと変わることもあり得ます。

ですから、Ａ〜Ｄのすべてを理解しておく必要があるのです。

自分たちが該当する部分だけを読むのではなく、すべてを頭に叩き込んでください。

話が変わりますが、『イントロ＆インスト』の「導入」が一番スムーズにいく環境は、Ａ〜Ｄの中でどの医院だと思いますか？

多くの医院とお付き合いをさせていただいている中で、勝手な判断をさせていただきますが、過去の爆発的な成功例から、早期に結果を期待できるのは、実はＡなのです。

不安定な医院＋新しいことを工夫しながら受け入れることができるスタッフに火がつけば、院長先生は指をくわえて見ているだけで……とは申しませんが、むしろ熱くなりすぎたハートの火消し役としての存在になるかもしれません。ただし、打たれ弱く、息切れしやすいのが、チームＡの欠点です。たとえば、何かトラブルが生じたり、数字が下がったりすると、負け組のレッテルを貼られてしまった気がして、トーンダウンしやすいのです。

> 　評価を毎月ではなく、春夏秋冬の３ヵ月ごとや過去の３ヵ月の累積をその月の評価にすると、一喜一憂することなく、指揮官である院長先生も、ゆとりを持って全体像を把握できるので、頼もしい存在になることでしょう。

目標件数を低めに設定し、50件増えるごとに焼き肉やボーリング大会などを企画している先生もおられるようです。Ａチームには、コマメなご褒美が必要なのかもしれません。

しかし医院が安定してくれば、いずれチームＢにシフトチェンジするのですから、女性陣への対応がいつまでも同じというわけにはいかなくなります。

つまり、どこかのタイミングで院内でのイノベーションが必要になってきます。

先ほどのおさらいになりますが、管理型歯科医院の手本は「老舗経営」です。岐路を見極め、かじを取ることを怠らない院長になってください。

32　イノベーションは「兎と亀」でいこう

　逆に、スタートで一番手がかかるのは、対角にあるＤチームです。

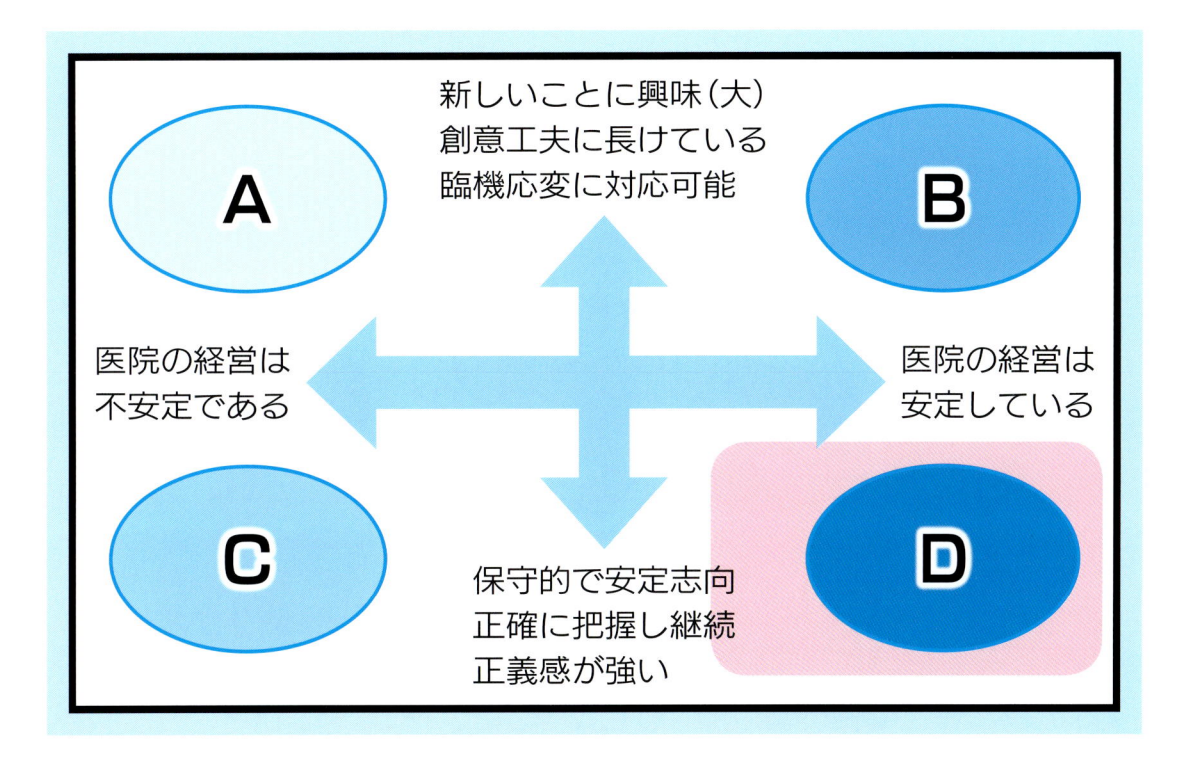

　女性特有の「今を変えたくない思考」が強い場合は、スタートの前に地道な説得が必要になります。

> 　その際有効な方法は、単にイベントで歯科衛生士の興味を引き出すのではなく、労働内容が変化することで、ラクに楽しく働き続けることができる点を、しっかり理解してもらうことです。

　10年後、20年後、さらには30年後も、患者さんと笑顔で接することができる業務内容に、早い時期に変えておくことが、どれほど大切なことなのかを、ていねいに説明する必要があります。

　「スタートの前に」と申し上げた理由は、チームＤの場合、着火に時間と手間がかかるからです。

おそらくチームＤには、キャリアを積んだ歯科衛生士さんがおられると思います。

その方が、五十肩になっても、老眼がすすんで眼がショボショボしても、子供の大学受験で頭がいっぱいになっていたとしても、笑顔でラクに就業できる歯科医院を目指してみてはいかがでしょうか。

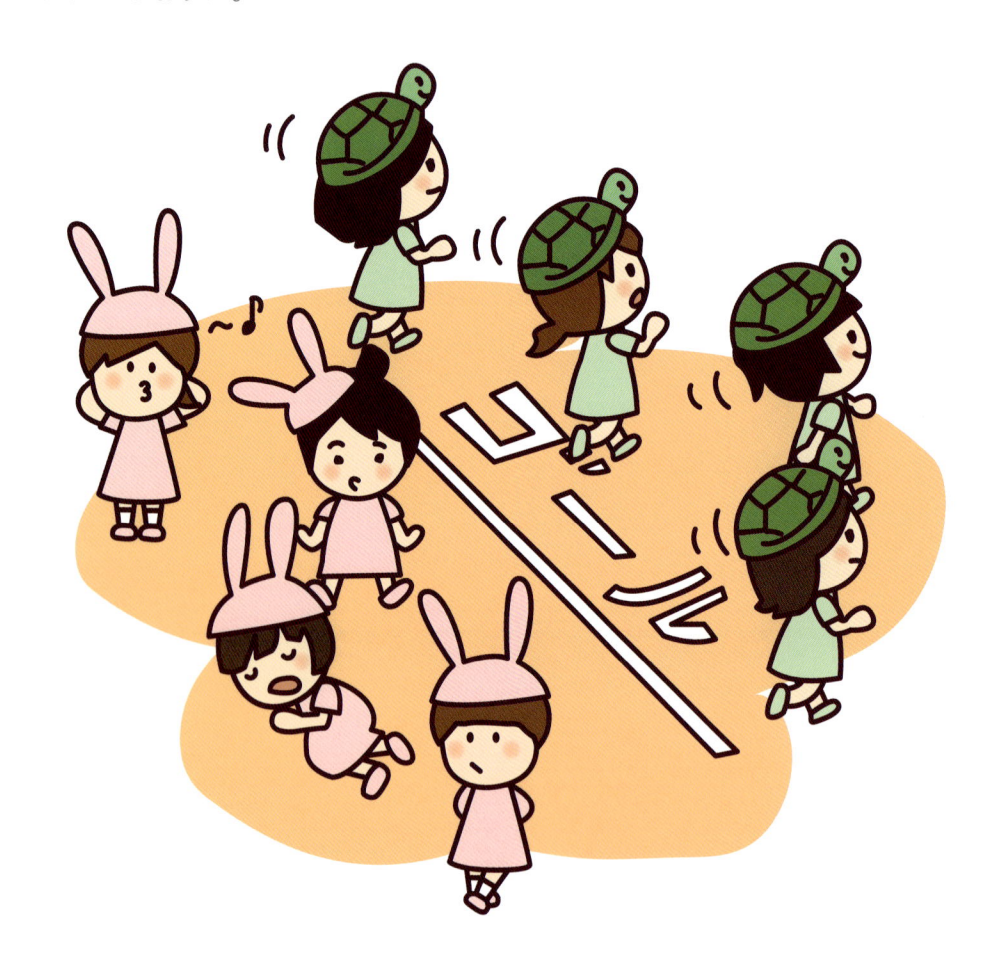

申し上げておきますが、院長先生も当然のように歳をとるのですから、己のために加齢やトラブルに負けずに

「あぁ、この職場を演出しておいて本当によかった！」

と思える城を早めに創る準備をするのも、指揮官の仕事のひとつです。

33　スタートは若松歯科もチームDだった

　ちなみに私の医院のイノベーションは、25年以上前にDのポジションからスタートしました。

　当時の院内は急患であふれ、昼飯を10分でかき込み、休む間もなく午後の診療へ突入する日々でした。しかも、若気の至りで最終受付を夜の9時にしてしまったので、あろうことか夜の11時を回ってもタービンを回す日々が続きました。

　挙句の果てには、スタッフから「すみません。電車がなくなるので帰っていいですか？」といわれるブラック企業へと突きすすんでいったのです。

　「このまま続けたら、オレは死ぬかも……」と思い、歯を削らない独自の予防法をいく度となく提案したものの、スタッフに上手に伝えることができず、軌道に乗せることは至難の業でした。

　2000年をすぎた頃、歯科助手のバイトを希望してきた女の子を「歯科の将来はこうあるべきだ！」と口説き落とし、歯科衛生士専門学校へ入学させ、彼女が歯科衛生士になる頃に、『インスト』の原型をつくり始めました。

　「これからの時代は、君たちが主役だ！」と発破をかけても、保守的なスタッフは逆に尻込みするばかりでした。

> 歯科衛生士は、何をしたら歯科医院の裏方ではなく、表舞台に立ってくれるのかを練りに練り、説得にひたすら苦労した当時の記憶が走馬灯のごとく蘇ってきます。

　思いを捨てきれなかった私が、次にとった行動は「やはり女性が活躍するためには、仲間が必要だ」と考え、今度は、別の助手さん1人にターゲットを絞り、100回以上「歯科衛生士になっておくれ！」と呪文をかけ始めました。

　なんとか念願の2人目のハイパーハイジニストを創りつつ、彼女たちが『インスト』をしやすくなるように改良に改良を重ねました。

　5年越しで2人の若手歯科衛生士が、患者さんと楽しそうに『インスト』をしながら働く姿を、院内で演出できるようになりました。すると、今まで診療補助の鬼であったベテランたちも、『インスト推進倶楽部』に参加し始めたのです。

　そして、10年以上の年月をかけて、ついに「ゼンゼン、こっちのほうがラクだわ！」といってもらえるようになってきました。

　思えば、当時は予防歯科の概念がなく、スタッフにうまく伝えることもできずに苦労の連続でしたが、ブレることなく続けたことが今日の成功への王道だったと思っています。

34 『イントロ』は、ファーストアタックが大事！

　若松歯科と同じチームＤは、動き出すまでが大変だと思いますが、今は時代が違います。気の遠くなる月日がかかるはずはありません。

　まずは、スタッフたちの心の準備から入りましょう。

　①身も心も朽ち果てるまで「診療補助の鬼」でいたいのか？

　②カリスマと呼ばれることを夢見る「スケーリング命」を目指すのか？

　③患者さんと楽しく過ごす「インスト伝道師」になりたいのか？

　この三択で聞いてみてください。

　どれも重要かもしれませんが、問題は気持ちの中での比率です。

　今の若松歯科の歯科衛生士たちの場合、恐らく心の中に「①診療補助」に関する熱き想いの専有面積は10％もないと思います。「３ヵ月ぶりに先生のバキューム持つと、アタフタしちゃうわ！　ハハハ……」と笑い飛ばされてしまうくらいですから。

　自分たちに課せられた本当の使命を理解しているので、そんな彼女らの心の中は、残りの９割を②と③で適度に分割するくらいかと思われます。

　チームＤを抱えもつ先生の最初の任務——ファーストアタックは、１人ずつキチンと順序立てて説明することです。

　セカンドアタックでは、リーダーを誰にするかで頭を悩ますことです。

　歯科衛生士さんが複数人おられるのでしたら、『インスト』に関しては、一番若手にリーダーをお願いしても面白いかと思います。なぜなら、彼女が一番長く『インスト』をやり続ける可能性が高いはずですし、「伸びしろ」も誰よりもあるからです。

　しかも、自身の伸び率が一番実感できるのは、おそらく若手だと思います。

　彼女が「指示待ち族」であっても恐れることはありません。『インストリーダー』がやるべき仕事は、とても簡単で楽しいからです。

> ・毎月の『インスト数』を数値化し、グラフにする
> ・１年前の再初診数と比較のグラフをつくる
> ・インストの挟み込みネタを月イチでスタッフの全員から集める

　１人より相談相手がいる２人のほうがよいと思いますので、サブリーダーがいてもよいでしょう、半年ごとの輪番制でも悪くないでしょう。

　『インスト』のネタづくりの方法については、後で解説いたします。

35 ▷ 「兎と亀」でウサギが眠らない方法

　安定した院内＋新しい仕事も難なくこなせるチームＢは、はたから見るとうらやましがられるほど素晴らしく、能力があり余るチームです。

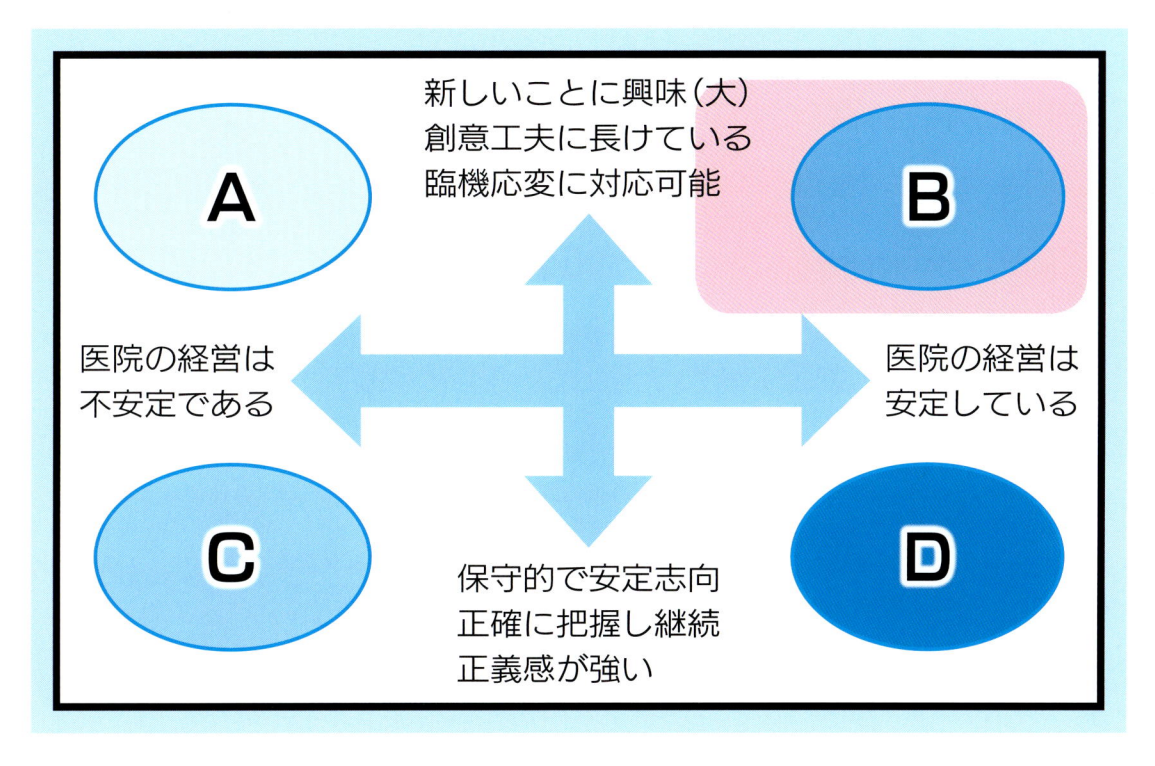

　この歯科医院も、当然スタートダッシュは得意です。
　経済的にも問題がなく、他院の先生からうらやましがられるポジションです。
　しかし注意が必要です。

　　昔話の「兎と亀」に出てきたウサギさんのようなチームだからこそ、意外な落とし穴があるのです。一番多いのは、スタッフが勝手にマイルールを設立し、気がついたら徐々に自然消滅していくパターンです。

　そうです。居眠りをしている間にカメさんチームに抜かれてしまうのです。
　しかも、目覚めた後に再びゴールを目指すことはなく、他の楽しそうなゾーンへ向かって駆け出して行ってしまいます。

しかし、医院としてのダメージはほとんどありません。

「また、定着しなかったかぁ〜」と意気消沈しているほど、院長先生はヒマではなく、次なる仕掛けを求めて東奔西走するのです。

スタッフの能力が高いので、多忙な医院であっても、たび重なるイノベーションは、さほど苦痛にはならないのでしょう。

危機感に乏しく、時間の経過とともに、せっかくのテコ入れも易きに流れる傾向がみられます。

「こんなことしなくても、忙しいんだから別にいいんじゃないの？」と、ひたすら回す診療をこなして日々を過ごし続けます。

冷静に考えていただきたいのですが――

> 近くにもっときれいな歯科医院ができれば、Bチームも、Aへの移行が簡単に発生してしまうのが、私たちの業界の恐ろしいところです。

チームBの医院において、今までの方法を変えるためには、絶対的なリーダーシップ、もしくはそれなりのご褒美が必要です。

母性本能だけでは、アッという間に失速するパターンですし、ご褒美の出し方にも工夫が必要かもしれません。

たとえば同じ焼き肉でも、半期ごとの目標値を決めて『インスト総数』に応じて、牛角→叙々苑へのステップアップ方式が喜ばれるかもしれません。

院内に強烈なリーダーシップを発揮するスタッフがいない場合も多いので、「医院はチームで動くべきである」ことを理解させるとよいでしょう。

> 1人のカリスマ歯科衛生士が必要なのではなく、全体で達成した成果を全体に分配するほうが、より一層の団結力が強まります。

頑張った結果が、評価に反映されたと実感できるご褒美が、能力集団をまとめ上げるには必要なのかもしれません。

ご褒美は、院長先生のさじ加減でよいと思います。

36 院長のさじ加減を間違えると……

　『歯科塾YOBOU』に入塾したある先生が、いきなりリッツカールトンでご褒美大会を開催したらしいのですが、私と顔を合わせるたびに「リッツは、大失敗でした」とこぼしていました。

　私もそうですが、そもそもミシュランに記載されるようなレストランのメニューは、食べ慣れていないので、ロクな評価もできず、店内の雰囲気にのまれ借りてきた猫のように無口になるか、バカ騒ぎをして周囲に迷惑をかけるかのどちらかになります。

　「ご褒美」は、次への「投資」でもあるのですから、精鋭部隊が楽しいと思うことが最低必要条件です。

　「次が楽しみだから頑張る！」という気持ちがわき起こらなければ、ムダな経費になってしまうのです。

　レストランの話はさておき、チームBのコマンドとして——

> 「管理型歯科医院を目指す」方法を全員で徹底して考え、すべてをそれに当てはめて実行するのが一番です。

　「全員で20年、30年と長期にわたる患者さんとのお付き合いを目指そう」と明言してしまえば、個々が責任ある主役的な存在となり、手を抜かない集団が出来上がります。

　若松歯科が担当歯科衛生士制ではない理由は、そこにもあります。

　全員で患者さんを診るスタイルを貫くことで、見落としが減り、互いに切磋琢磨する集団に成長するからです。

> たとえ能力のあるベテラン歯科衛生士がいたとしても、いつまでも今のままでいられるわけはなく、むしろ彼女自身も己が司令塔になり続けるよりも、底上げがスムーズな職場のほうが働きやすいはずです。

　『インスト』があれば、底上げはパソコンと患者さんがやってくれます。また、主任クラスのスタッフも、意識を他のスタッフではなく、患者さんへ向けられる比率が高まるので、本来あるべき姿で就業できるはずです。

　1人も欠けることなく、自主的な「全員参加型歯科医院」を創ることができなければ、院長先生や幹部クラスは大変になるばかりです。

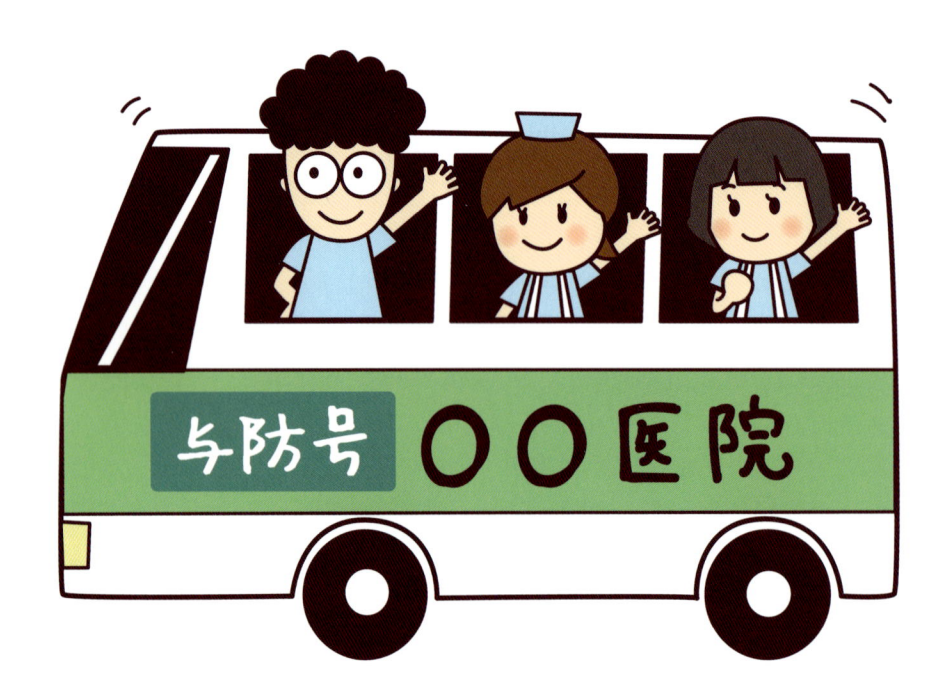

与防号 ○○医院

　自主性が構築されなければ、サブリーダー的なポジションにあるスタッフまでが、やるべきことを放置したり、鬱憤が溜まり文句ばかりいい始める、妙なグループが出来上がったりします。

　そうなる前に、インストの必要性をしっかりと理解させて、チームD同様に将来の自分を全員にイメージさせることが大切です。
　たとえ一時嫌われ者になってしまっても、先生は正しことを説く信念を曲げてはいけません。

　コミュニケーション能力は、経験値もありますが、持って生まれたものが多分にあります。
　そこを埋める努力も必要ですが、できるかぎりムダな労力を避けることが無難です。
　その点で『イントロ＆インスト』は、時には患者さんが先生になってくれることもあり、可能なかぎり早期に全員が幸せになれる方法なのです。
　とはいえ、ゼロから先生がスタッフに伝えることは、莫大な労力と時間を割かないといけませんので、本書を読み終えたら、スタッフに渡して情報を共有してから、自院の方向性を決めるとよいかと思います。

患者さんを変えるチームＣの伸びしろに注目！

最後に残ったチームＣですが、スタッフはチームＡと同様に「私たちが何とかしなければ！」と心では思っているはずです。

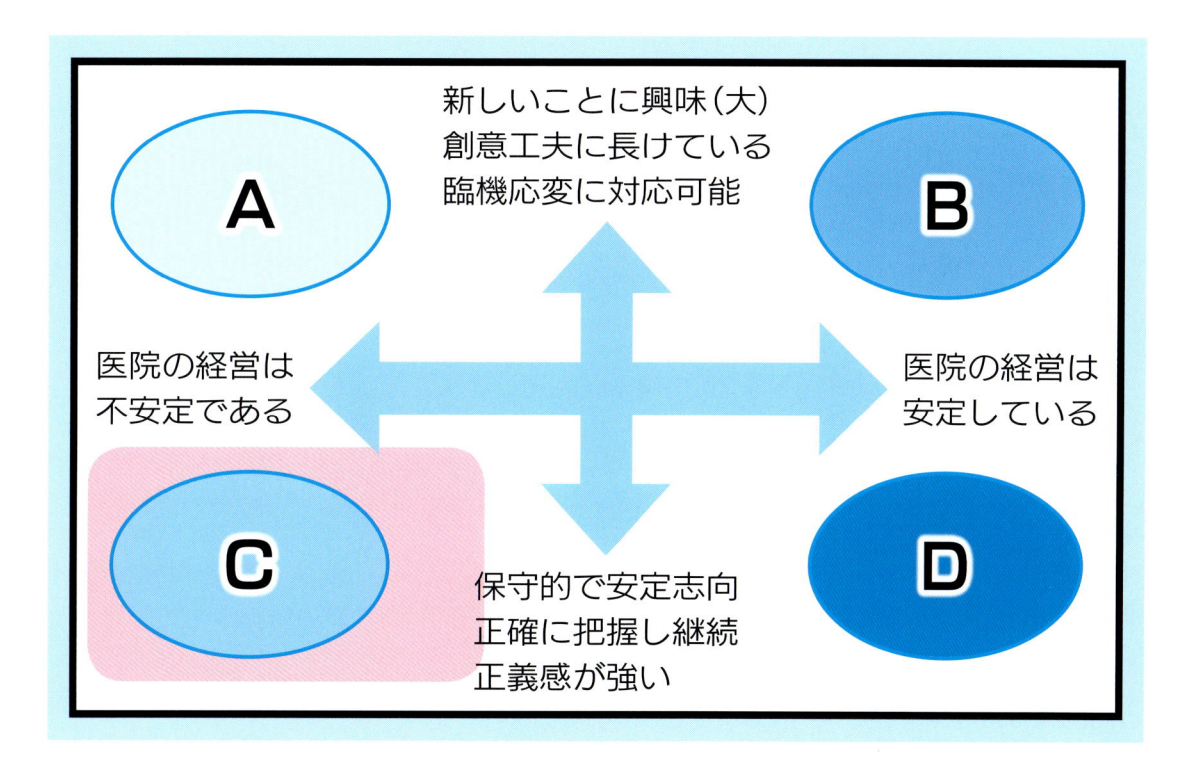

女性特有の母性本能なのかもしれませんが、先生は恥じることなく彼女たちに頼み込めばよいのです。

ところが、保守的な考えを持っているスタッフは、なかなか重い腰を上げようとはしないでしょう。とくにベテラン歯科衛生士さんの多くは、新しいことが苦手です。

『インスト』の内容に、難しいことは何ひとつないことは一目瞭然ですから、本書の付録CD-ROM を開いて、スタッフ同士で互いに読み聞かせをしてみてください。恐らくネックになるのは、衛生業務の時間配分と『インスト』の意義をどうとらえるかです。

もちろん、衛生業務の質を落とすことはよくないことです。

しかし、術者主導の積極的な施術も、度がすぎると、患者さんにとってはストレスになってしまいます。長い目で見た業務スタイルへの変更は、いかがでしょうか？

「患者さんの生活を改変させる」ことに意識が向けば、歯石の再付着率を下げることが可能なはずです。つまり、施術側の意識改革が必要になるのです。

　答えは簡単です。「手を抜きなさい」といっているのではなく、「頭を使いましょう」が正解です。今日の業務で何をすれば、今後の衛生業務がしやすくなるのかを考えることです。
　大きく固くなってから縁下歯石を取りにくるのではなく、ごくごく初期の段階で自主的に縁上歯石を取りにきてもらう方法を考えればよいのです。

　この件に関しては──

> 　先生とタッグを組み「人生の最後の10年をいかに過ごすか」をテーマに、無理のないスケジュールを患者さんに提案する必要があります。
> 　さらに、そのスケジュールを、ストレスのかからない方法で補正し続ける必要があります。それこそが「管理型歯科医院」にしかできない戦術なのです。

　ギュウギュウに入っているアポイントを減らして、1人にじっくり時間をかけることも悪くはないと思います。
　しかし、それでは医院の体力は減退する一方ですし、巨大に成長した歯石除去は、患者さんも術者もヘトヘトになってしまいます。
　決められた1コマの中で行う業務がラクに楽しくなるために、『イントロ＆インスト』を使って「患者さん個々の意識を変えていく」ことに徹すれば、あなたの医院のエリアは、口腔環境が整った健康社会になるはずです。
　「管理型歯科医院」という戦術は、短期決戦ではありませんから、伸びしろのあるチームCは、数値化でどのチームよりも、ゆるやかですが継続した右肩上がりが実感できると思います。

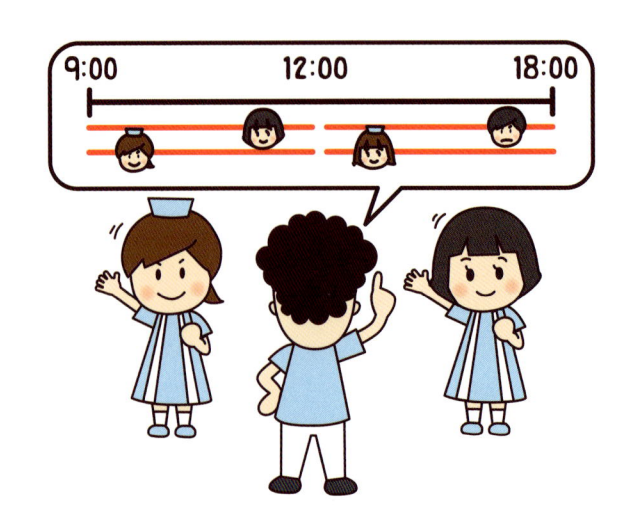

『インスト』は持ちネタで楽しさが倍増！

『インスト』は、相互練習をして、内容がしっかり頭に入ってから、いざ出陣となるのですが、最初の1週間は、やりやすい患者さんを選んで行い、『インスト』に慣れていくようにしましょう。

たとえば、スタッフの家族に来院してもらい、その方の家族以外の歯科衛生士が『インスト』を行って、率直な感想を、スタッフの娘を通して『インスト』を行った歯科衛生士に伝えるとよいかもしれません。

そして──

> 一般の人が何にどのように反応するのか、探ってみてください。
> その結果を歯科衛生士同志で共有し、『インスト』の最中に挟み込む持ちネタが増えてくれば、楽しさも倍増します。

歯科衛生士さん同士で、
「それっ、いただき！」
などと若松歯科ではよく耳にします。

今まで自分が行ってきたTBIだけの指導とは、まったく違うレスポンスになることを保証します。

もちろん、TBIは最重要課題ですから、まずはそこをクリアしてください。

時には、ヒートアップした患者さんに主導権を奪われて「逆インスト」をくらうこともあるかもしれません。

それでも、まったく心配はご無用。むしろ、それを楽しむくらいのスタンスでよいのです。

逆は、露骨にいやな顔をされたり、「こんなことをしても時間のムダだ」といわれたりするかもしれません。

それでもよいのです。

> なぜなら、あなたは絶対的に正しいことをしているのですから。

歯科衛生士さんたちは打たれ弱いので、ちょっとのことで諦めがちです。そこは、先生の太っ腹じゃなくて肝っ玉の見せどころでしょう。

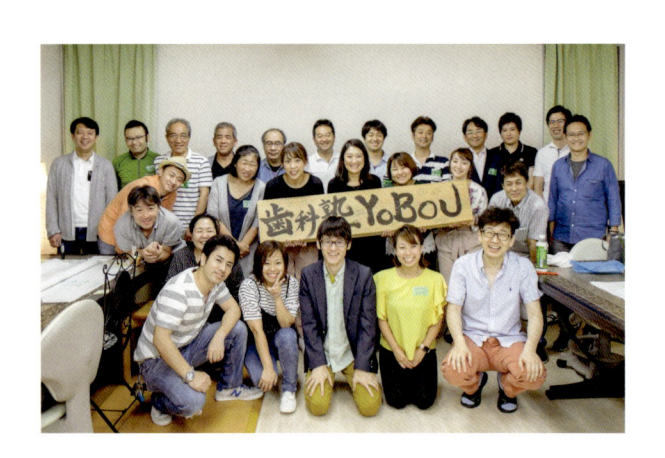

第4章

『歯科塾 YOBOU』が あなたの未来を アシストする

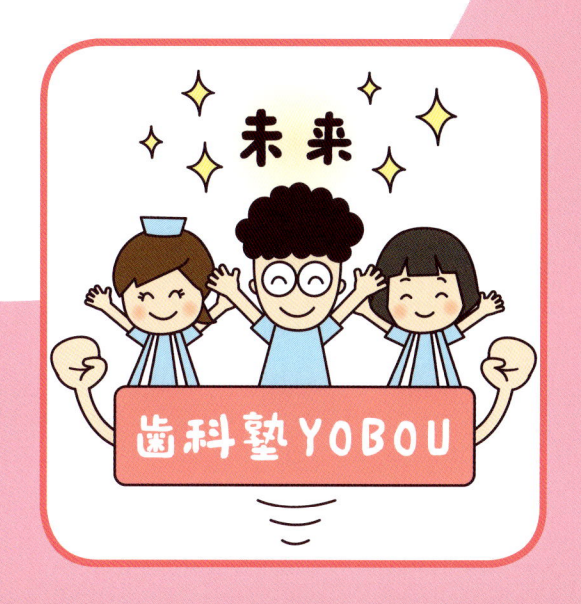

39 ▶ コンビニと違い『与防歯科』は定着率50％！

　前著『予防を超える与防歯科』では、

「３割が、定着することを目指しましょう」

とお伝えしましたが、昨今の予防歯科ブームを考えますと、５割くらいは十分、定着が見込めます。

　同業が７万近くある業種で、定着率が50％などという業種が他にありますか？
「オレは、３丁目の交差点にあるセブンしか使わない！」
「ファミレスは、駅前どおりのデニーズ以外行く気がしない」
という話は聞いたことがありません。

**　私たちの業界は、他業種と比較すると相当恵まれているのです。**
**　ですから、100人中２～３人の割合で必ず遭遇するヘンクツ野郎には、ニコニコしながらスルーしても心配無用です。**

　やることをキチンとやって、どっしり構えていればよいのです。
　やりもせずに甘んじてきた医院は、皺寄せが一気に押し寄せ始めるかもしれませんが、今ならまだ間に合うはずです。

　これまでのように処置も処方もなく、経過観察をし続けているだけで、国が面倒を見てくれる甘い時代は、どうやら終わったようです。

**　踏み出す方向性として明言できることは「医療の本質にどれだけ迫れるか」です。**

　各医院における医療価値の創造が、患者満足度をアップするのです。
　院内大改革とまではいかなくても、スタッフの思考を少しでもこの業界が将来あるべき姿にシフトできれば、Ａ、Ｂ、Ｃ、Ｄ、どこのチームに所属していても（52～60ページ参照）、あなたの医院は大丈夫なはずです。

40 わずか5ヵ月でレセプト220件→370件になった医院

院長先生が「オレの願いはこれなんだ！」と熱意をもって伝え続ければ、とくに不安定な医院ほど、彼女たちは一丸となって本領を発揮してくれます。

【チームＡ：寺尾歯科医院】

実際、レセプトが最高で220件と低迷していた歯科医院に、『インスト』を7月後半から導入したところ、スタッフのツボにハマり、5ヵ月で370件に増えた医院が埼玉県三郷市にあります。

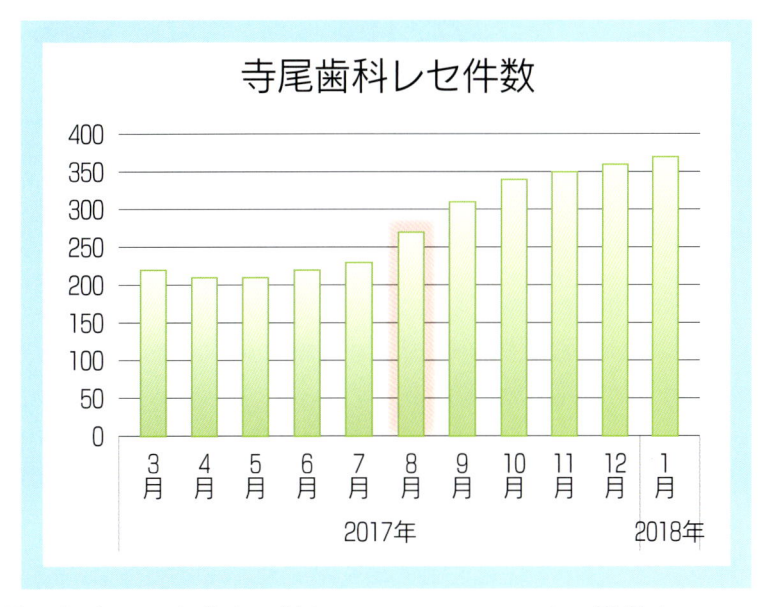

寺尾歯科医院を担当する会計士が「何をやったら、こんなに激増するのですか？」と、逆に聞いてきたとのことです。

寺尾先生がニコニコしながら──

> 『インスト』を見せたところ、会計士から「この話を私が担当する他院の方に教えてもよいですか？」

と質問されたとのこと。

そうです。

当然、『歯科塾YOBOU』の意義を理解している先生は、即答でＯＫを出したのですが、実は、ここに業界の"闇"が映し出されているのです。

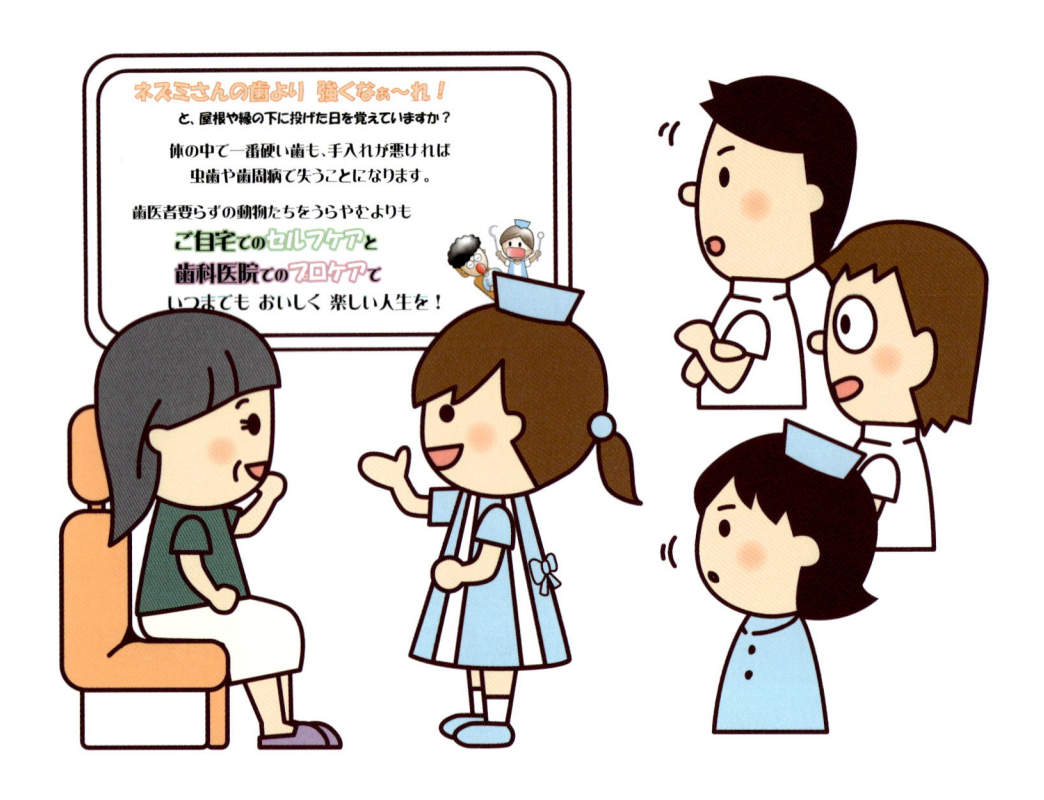

　解説の前にもう一件、"闇"を裏づける話を紹介します。

　若松歯科に出入りしている営業マンが、「近い距離の先生にやり方を教えてしまって、先生は大丈夫なのですか？」と聞いてきたのです。

　確かに、寺尾歯科とは直線で1.5キロしか離れていません。つまり、会計士さんも、営業マンも、コンサル業者も、「他院との差別化」という殺し文句を駆使して業務を行っているので、顧客の情報を他に流すことにためらいを感じているのです。

　そのために、そのような聞き方をしたのではないでしょうか？

　『イントロ＆インスト』は、隠れて行うドーピングとも違います。なぜならより多くの国民の思考が、正しい方向を向けば、歯科業界全体が右肩上がりになることは間違いないからです。

　医院に体力がついて、ゆとりある診療ができるようになれば、自費も保険もよりよい医療の提供ができるはずです。

　寺尾先生は「歯科衛生士さんが活気づき、別の医院になったようです。『インスト』がなければ、家族４人が路頭に迷うところでした」といって、開業した同級生や勉強会仲間を誘ってくれています。

　これからは、共存共栄が望める時代になるはずです。

 41 合格率を下げてまで「歯に詳しい一般人」をつくるの?

そういう私でも、懸念していることがあります。

それは歯科医師過剰といって、国家試験の合格率を6割にカットしつつあるようですが、本当に歯科医師は余っているのでしょうか?

大学に片足を突っ込んでいる身ですので、本当に心苦しく思うのですが、毎年ムダに歯に詳しい一般人を生み出す最高学府が、全国に散りばめられている現実はいかがなものなのでしょうか?

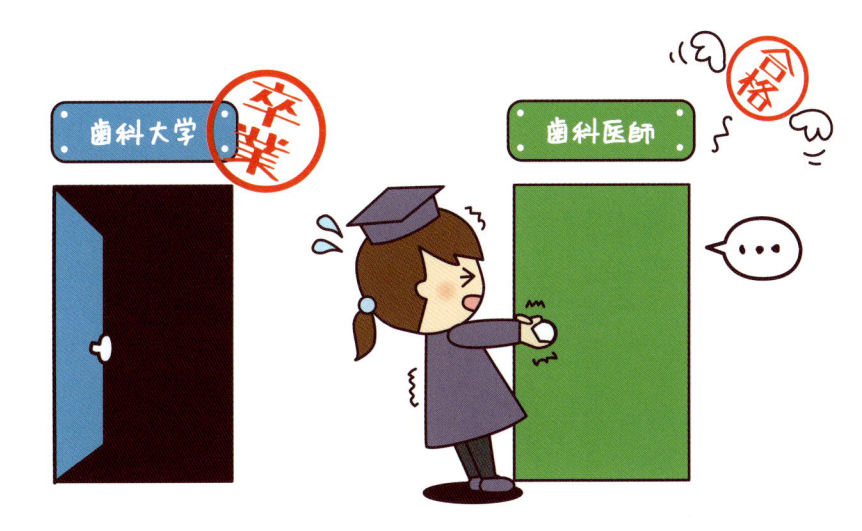

では、見事にその難関を突破したエリートたちに未来は保証されているのでしょうか?
新卒の先生だけでなく、すべてのドクターに耳を傾けていただきたいことがあります。
「歯科医師が、歯をまもる」──これは至極当然のことです。

> 「歯科医師は、歯周初期治療をやってはいけない」などと、どこにも書いていません。
> 歯科衛生士が足りないのであれば、歯科医師が歯周ポケットを測り、スケーリングをすればよいのです。

歯科衛生士さん任せにしないで、院長自ら初心に戻って衛生業務を行うと、忘れかけていたいろいろな世界が見えてきます。

54歳の私から今さらながら、己で行う「歯周初期治療」をおすすめです。1日に1〜2人でもよいと思います。

42 『与防』はすべての医院をサポートする

　ところで、最近の卒業生や歯学部生にとって、同窓に仲間意識はどの程度あるのでしょうか？

　私たちの時代も、別の意味で厳しかったとは思いますが、とても心配になります。

　不適切な表現かもしれませんが、「四面楚歌」の中で6年間過ごした人間が開業すると、「他院との差別化をはかれ」という「差別化詐欺」の餌食にならないかと、余計な心配をしているのは私だけでしょうか？

　気がつくと、莫大な借金に追われ、ワーキングプアというレッテルを貼られても否定することもできず、親の脛をいつまでもかじり続けていることになります。

　かつての黄金時代の伝説を夢見る必要はないまでも、週刊誌やネットで負け組扱いされたままでよいわけがありません。

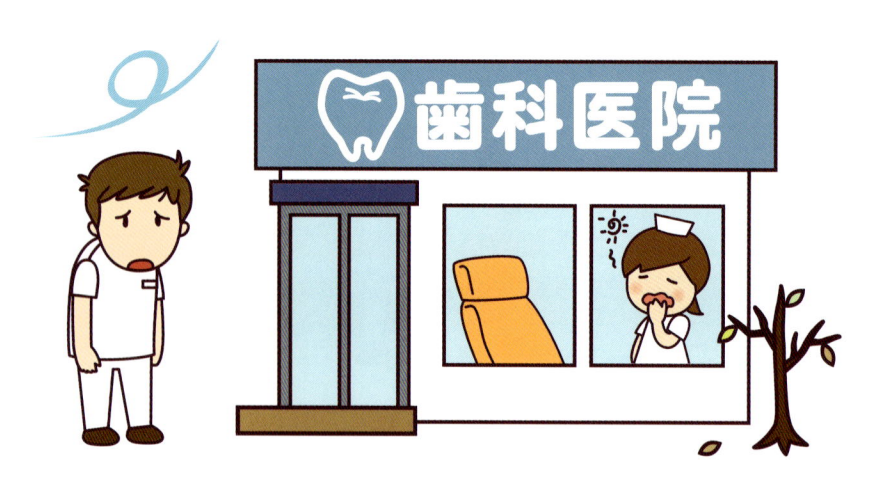

　だからといって、たとえ業者にあおられたとしても、他院＝同業者は敵ではないことを肝に銘じておいてください。

　それと同時に、先輩である私たちは、後輩のためにこそ「与防の種」を蒔き、開拓者にならなければいけないのです。

　ちなみに、他院との差別化という殺し文句を使った業者は、当院はその場で「出禁」にしています。

　結局、企業が儲かるだけですから。

　私たちの視線は、隣の医院の財布に向けるのではなく、患者さんの未来に向けるべきものです。それが、患者さんの満足度につながり、ひいては自分たちにフィードバックされるのです。

43　医院全体で、患者さんとのコミュニケーションの工夫を！

「患者満足度」とはいかなるものなのでしょうか？

口コミサイトという便利なものが、今の世の中にいくつか存在します。食べログやエキテンなどは、お店選びに便利ですから、私も頻繁に使います。

さらに、記載されている評価の真贋を判断することも、ある意味では楽しみのひとつではないかと思います。

もっとも、雰囲気をぶち壊す接客や首をかしげる味が連発したら、大切なデートも台なしですから、事前に入念な調査は必要です。

一方、お店側からすれば、多くの人と一緒であることを好む日本人の心理をついた便利なコマーシャル戦略ともいえるでしょう。

双方の需要を満たす点を考えると、利用者は増える一方といえます。

では、私たちの歯科業界では、この口コミサイトを、どのように解釈すればよいのでしょうか？

確かに高得点をゲットできると、ホッとするのかもしれませんが、冷静に考えてみると、飲食店とは大きな違いがあります。

レストランを評価する場合、その人は自分の味覚から、過去のお店と比較してポイントを決めることができます。

社会人も数年目になれば、延べ100店舗を超える暖簾をくぐっているでしょうから、個人の評価もそれなりかと思います。ところが、受診した歯科医院数が、訪れたレストランの数と一緒という人は、この世にいないと思います。

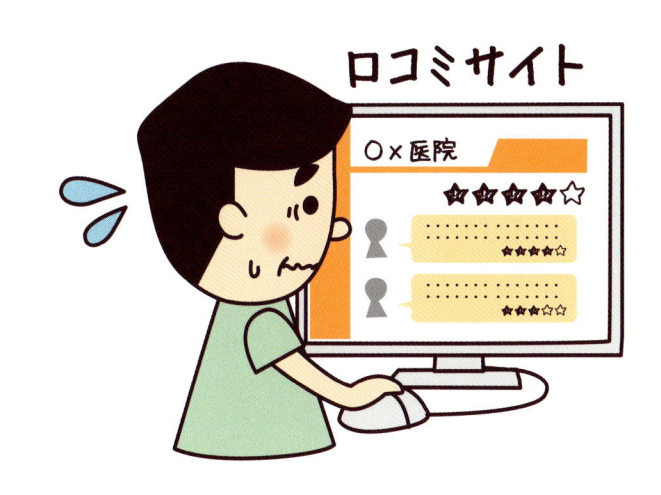

10以上の歯科医院を渡り歩いているデンタルジプシーの方ならいざ知らず、比較対象数が少ない一般の方が、本当によい先生か否かを見抜くことは、ほとんどの場合不可能です。

となると、評価のポイントはよい先生ではなく、自分にとってどれだけ「都合のよい先生なのか」となります。

　悲しいことに頑固一徹の先生は、ネット上で「いいね！」は、ほぼもらえない可能性が高いのです。

　痛くもない歯のポケットを測定し、「あなたの場合は、歯周初期治療と TBI から始めないと、歯科治療そのものが無意味です」などといおうものなら、「患者のいうことに耳を貸さない」などと書き込まれてしまいます。

　挙句の果てには、目の前の患者さんに一番必要なことを伝えたにもかかわらず、画面上にある評価1をポチッとされてしまうのです。

　これらを経営学的に考えるならば、自己顕示欲の強い人を味方にする方法を考えればよいことになります。

　ところが、そのタイプの人間は、アラ探しをし続けますので、少しでもお気に召さない出来事があれば、プイッと他の医院へ旅立って行きます。

　自ら書き込みはしないまでも、それを見て来院した人の多くは、新たなネット上での評判を常に待っている人たちでもあるのですから、心をつなぎ止めておくのはとても大変なことになります。

　デンタルジプシー予備軍にぜひとも教えてあげたいのは──

> ・長期にわたるデータがあることで、あなたの将来予測が立てやすい
> ・私たちにさまざまな生活情報を、嘘偽りなく提供してくれる患者さんには、最適な助言が可能である

　という2点です。

　どのタイミングで歯周外科処置を行うべきか、一番の指標になるのは、最新のデータではなく、本日のデータを含めた過去の経緯です。

　「SRP と TBI で回復可能なのか？」「FOP が必要なのか？」を正しく判断するためには、患部だけでなく、口腔内全体はもとより、身体全体・生活全体を知る必要があります。

　それが成立すれば、私たちの「見立て」の精度は、ググっと上がります。

> 　患者さんから正しい情報をもらうためには、患者さんが「この医院に任せてみよう」と思う環境が必要であって、「ネットに何を書こうかしら……」ではないはず。医院全体で、患者さんと長期にわたりコミュニケーションをとる工夫が、定着の最善策なのです。

44　スタッフと再初診数を共有することが急務！

　SEO を上位にすることも、口コミサイトでポイントを上げることも、経営戦略としては間違いではありませんが、それは一過性の増患にすぎません。

　定着率を上げたいのであれば、やはり「医療」とは何かを見直す必要があります。

　ちなみに──

> 　定着率は再初診数で簡単に見える化ができますので、前述したようにスタッフとの共有をおすすめします。

　ここ1〜2年で十分ですから、月ごとの再初診数を出してみましょう。

　毎月の純初診が20人だとしたら、昨年と比較して、増加数は半分の10人を目指せばよいでしょう。それでも、たった1年で120人にもなるのです。

　3年で360人が歯周初期治療患者として増えていなければ、相当モッタイナイことをしていると思いませんか？

　もし純初診が40人でしたら、わずか3年で720人になります。裏を返せば、この人たちを放置し続けると、今後は社会貢献度が低い医院のレッテルを貼られてしまうかもしれないのです。

　まれに存在する嫌味なオバちゃんの捨て台詞に負けてしまって、私たちが一番医療人として行わなければいけない「歯科厚生治療」を断念してしまうとしたら、何のために青春真っただ中の頃から、今日までの貴重な時間を医療に捧げてきたのか、わからなくなってしまいます。

　さらに、けっして大袈裟な話ではなく──

> 　一個人、一歯科医院のだけの問題ではなく、このままでは国家存亡の危機＝健康保険制度の崩壊から脱することはできないどころか、アッという間に前倒しになりかねないのです。

　自衛隊の国防費が年間5兆円で「多いな、少ないな」という前に、8倍の40兆円を超える総医療費を、歯科医院単位から何とかしないといけない時期なのかもしれません。

　再初診の歯周初期治療は、歯科医院だけでなく、国民の生活をも守るのです（ちなみに、歯科は総医療費の7％しか使っていません）。

45 ▶ 豊かで健康な生活を送ることは国民＝患者さんの権利

　そもそも日本国民である以上は、第二の税金である「国民健康保険税」（保険料）や「社会保険料」を納める義務があります。それと引き換えに、一律な医療を受ける権利があるのです。

　そのため、納める金額の多少によって、並ぶ時間が短くなるようなパスを手に入れることなど当然できるはずはなく、受けられる医療の質に差異が生じることもありません。

　しかし、国民が医療を平等に受ける権利を考えたとき、少々腑に落ちない点があります。病気がない人のクリーニングが、保険適応外であることはお上のおっしゃられるとおりです。ですから、ちゃんと検査をし、歯周病と診断をし、決められた処置をする。そして、再度検査をして、治癒しているか否かの診断をする――この保険の流れも理解できます。

　問題は、ここからです。「成人の８割以上は歯周病である」といわれて久しいので、日々の臨床の中でお気づきかとは思うのですが、40歳以上の方でまったくの健常者を見つけることは困難きわまりない状況と思います。

> 　その方々に「クリーニングは、自費になります。保険は適応外です」とだけ告げて、保険外の請求を行うことは、医療法第１条の４第２項のインフォームドコンセントに抵触しないものかとハラハラしてしまいます。

　法律上その内容は――
　「医療の担い手は、医療を提供するに当たり、適切な説明を行い、医療を受ける者の理解を得るよう努めなければならない」
　と定めています。
　この文面を読み解くと、患者さんの理解は必要なく、施術側の努力があればよいともいえるのです。しかし、病かもしれない集団に対して、保険の内容を説明せずに「自費です」と言い切っていると、いずれどうなるのでしょうか？
　もちろん、ちゃんと説明していれば、まったく問題はないと思いますが……。

　法律家ではない私には、この件は何ともいいようがなく、混沌とした日々が続いています。「厚生」という言葉が示すとおり、健康保険税を納めている、すべての国民が豊かで明るい健康的な生活が営めるよう願ってやみません。
　それは国民＝患者さんの当然の権利だからです。

46 明るい未来を創る『歯科塾 YOBOU』の『SAYO-SYSTEMS』

「闇」の部分の話はさておき、本書の付録の説明をしましょう（巻末 CD-ROM）。

まずは『SAYO–SYSTEMS』をインストールしてください。

その前にインストールするパソコンの選択です。残念ですが、Mac には対応していません。Windows 7 以上の PC でしたら『インスト』は起動します。パソコンのスペックは、高性能である必要はまったくありません。

『歯科塾 YOBOU』に入塾すると、あらゆるコンテンツを使用できますので、すべてのコンテンツを利用するのであれば PowerPoint と Excel がほしいところです。

『インスト』だけの場合は、パワポもエクセルも不要ですが、他のコンテンツを起動させるために必要になります。

> 『歯科塾 YOBOU』のコンテンツのひとつ『ひとり de 納得シリーズ』は、塾生の先生から「今まで自分で説明をしても、言い訳がましく聞こえるだけで、患者さんの反応が悪かったけど、嘘のようだ！」と大絶賛をいただいております。

シリーズの中から「第二象牙質の形成」のサンプルを付録の CD-ROM に焼いておきました（要 PowerPoint）。

臨床の中で使用する場面ですが、インレー脱離で怪訝な顔をしている患者さんに、二次カリエスを見せて再治療をするときは、嫌な雰囲気が流れますよね。

患者さんは心の中で「なんだよ、また削るのかよ！」と思っているはずです。

そのような場合でも、P–Cap をした後に『ひとり de 納得』を読ませれば、「金属が取れたことで、かえって神経の延命がはかれたんですよ」と笑顔で終わることができます。

> 『インスト』は歯科衛生士による読み聞かせですが、『ひとり de 納得』のイメージは、患者さんが「自分のペースで熟読できるパラパラ漫画」です。

『ひとり de 納得』の目的は『インスト』と一緒ですが、ここに施術側の人間はかえっていないほうが、パソコンからの情報提供というスタイルになり、スムーズに事が運びます。

方法を上手に変えて、知識をストレスなく与えることで、すべての治療を円滑に行えることにつながるのです。そして、これらの「歯科医院にきてよかった」と思ってもらえるコンテンツをまとめたものが、『歯科塾 YOBOU』の『SAYO–SYSTEMS』です。

パソコンの機種選びも肝心！

　話を戻して、パソコンの機種選びについてです。

　多くの先生は、出だしでノート型とデスクトップ型のいずれかで迷われると思いますが、双方にメリットがあります。

【ノート型】

　小さいので場所をとらず、充電器から外してすっきりと使えます。

　患者さんとの距離が、画面が小さいことで近くなり「親近感」がわきます。

　休みの日などに『インスト』を自作する先生は、持ち運びに便利です。

【デスクトップ型】

　すでにチェアサイドに、パソコンがある医院も多いと思います。

　教室の黒板のイメージになるので、「教える」というスタイルが成立します。

　ちなみに『歯科塾 YOBOU』の先生方は、見事に半々です。

> 　歯科衛生士さんが複数人いて、ノートタイプを選択される医院は、スタートの時点で2台用意することをおすすめしています。

　同時に2人が衛生業務を行う場合、パソコンが1台しかないと「他のユニットで使用中なのでやらなかった」という事態が頻発します。

　「できないから、やらなくてすんだ」空気が蔓延すると、「面倒くさい」につながり、立ち上がりが一気に悪くなります。

　『インスト』の真意が理解できていない歯科衛生士さんの場合は、間違いなくフェードアウトしますのでご注意ください。

　高額なハードウェアだけ揃えて、『与防』の大切さを全員が共有できていない医院は、宝の持ち腐れになりかねません。

　ですから、患者さんに実践する前に十分に士気を高めておいてください。

　最後に、ディスプレイの縦横比率は、16：9の横長の画面がおすすめです。

　4：3のものでも見ることは可能ですが、少し縮小されて画面が表示されてしまい、見にくいかもしれません。

48 『インスト』の有効活用で珍種の自己実現を！

　最終的に『歯科塾 YOBOU』に入塾した場合のコストは、1医院当たり年間12万円（税別）です。

　つまり、月額わずか1万円で、すべてのコンテンツが、院長先生の判断で使い放題になります。

　「先生の判断で」と申し上げたのは、内容はすべて私がつくっていますが、必ずしもすべての先生のお考えと合致するとは限らないからです。

　「この『インスト』は、当院は飛ばしたい」とか「こちらを先にやりたい」という要望があれば、新たにオリジナルの順番を作成できます。

　当然、自作したものを入れることも可能です。

> 塾の月謝は「知識を与え、全身疾患までも防ぐ」ことを理念としたスタディーグループへの参加費と考えてください。歯周初期治療2人分でお釣りがくる額です。

　初期に塾生にお渡しするのは、『イントロ＆インスト』各40話ずつと、その他のコンテンツですが、『ひとり de 納得』などのその他のコンテンツがどんなに増えても、月額1万円は変わりません。

　若松歯科に現在各80話ありますので、月に1話ずつ利用しても6年以上かかる計算になります。6年間連続来院し続けることはないと思いますし、毎月『インスト』を行うこともないと思いますので、なくなることはありません。

　ちなみに、前述した某有名コンサルタント業者のコンサル料金は、安い先生で40万円、高い先生にはなんと200万円も支払っていたそうです。

　月額ですよ。コンサルを入れる以前よりは増収につながったそうですが、2人とも途中で息切れをして辞めたそうです。

　もっとも『歯科塾 YOBOU』側の人間が、コンサルテーションを行うために、毎月医院にお邪魔することはありません。

> 不定期に開くドクター部会などの会合で「場」を提供し、各自が情報交換をしつつ、自院にベストな方法を探る「共存共栄のお手伝い」をするだけです。

まれに遠方の先生にお呼ばれして、そこの医院のスタッフさんに話をすることもあるのですが、私もバリバリの開業医ですので、診療を後回しにして営業を行うことは、さすがにできません。

　多くの先生は、入塾後に若松歯科に見学とレクチャーを受けにきます(木曜限定ですのでご注意を)。
　質問・相談・要望・見学受付は、メールやスカイプで対応していますが、基本的に内容がシンプルですから、ご使用にあたっては、準備期間2週間＋最初の1ヵ月を乗り切ってしまえば、『インスト』がある世界が当たり前になってきます。

　半年もすれば、患者さんから、
「あれっ？　今日はお話ないの？」
　と催促されるようになります。そのような患者さんは、歯科医院の通院が楽しくなってきた証拠です。

　入塾した某先生たちがいっていました。

> ・「究極の選択で『インスト』がなくなるのと、ユニット1台がなくなる2択でしたら、私は間違いなくユニットを捨てますね」
> ・「『インスト』が機能すれば、100倍以上の効果ですね。びっくりしました」
> ・「当たり前のことができていなかったから、うちの医院は迷走していたのですね。本当にありがとうございます」
> ・「ゆとりをもって診療できるようになったので、自費も増えています」

　医院に体力がついてくれば、先生が1時間に4人もの患者さんの歯を削る必要はまったくなくなります。

> 　1時間に2人の一般診療＋衛生業務のチェック——これによって「歯科厚生治療」が成立し、医院にかかわるすべての人が笑顔になれるはずです。

　自覚されているとは思いますが、歯科医師という生き物は、医療の本質から離れることで、たとえ利益が上がっても、けっして満足できない「特殊な種族」なのです。

　あなたが諦めなければ、確実にスタッフも、患者さんも、ついてきてくれるはずです。日本の未来のためにも、頑張りましょう。

49　みんなで『インスト伝道師』になろう！

　『インスト』を読み聞かせする上で、大きな声でとか、相手の顔を見ながら話すことなどは、いうまでもなくコミュニケーションの基本事項です。

　『SAYO－SYSTEMS』には『自分 de チェックシート』という自己評価表があるので、そちらの利用をおすすめしますが、ワンランク上の『インスト伝道師』を目指してみてはいかがでしょうか？

　『インスト』の１話目は、伝道師になるための練習用につくってありますので、まずは一読してください（82ページ〜89ページ）。前著で紹介したものですが、お読みでない方のために再掲しました。

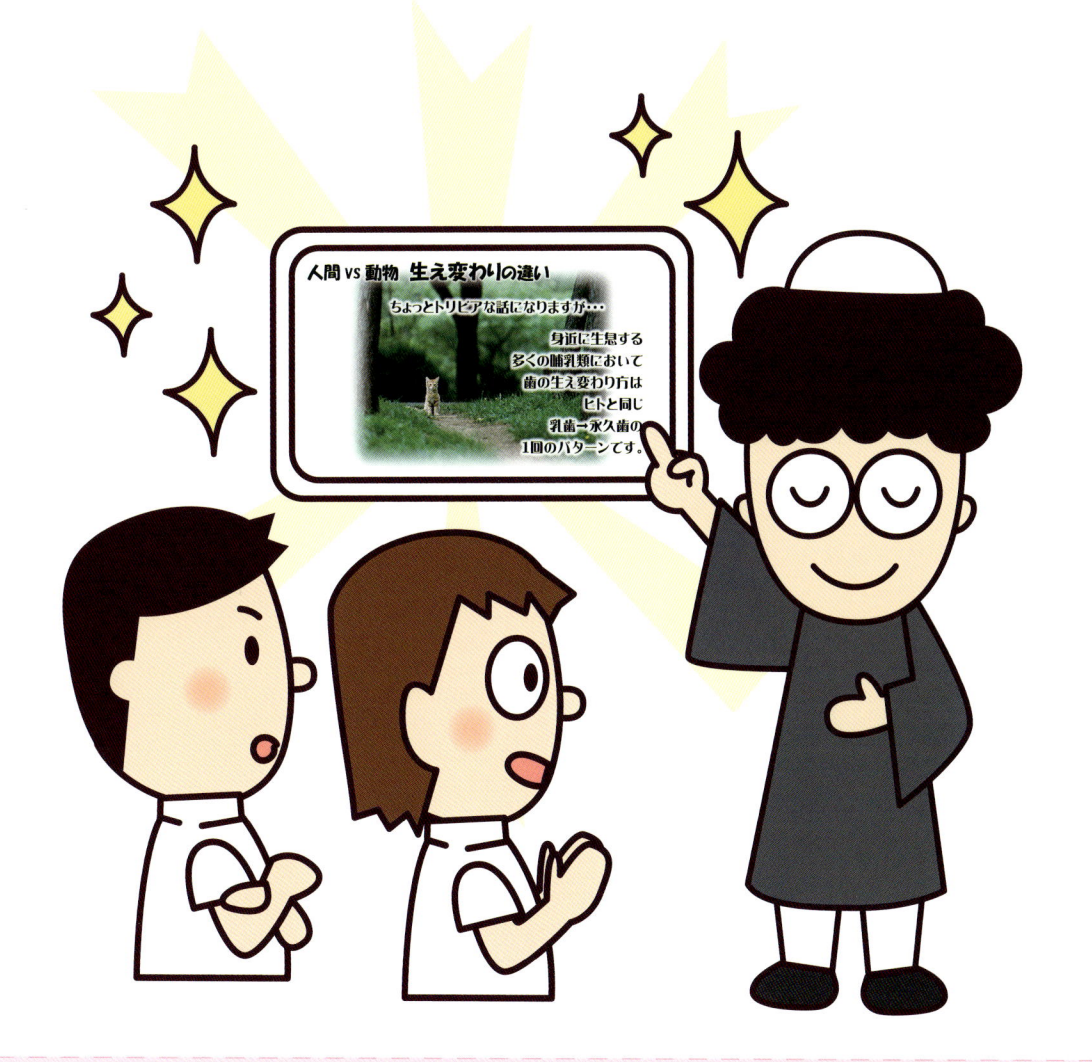

実は・・・　どちらも <u>正解</u>です。

歯が有るカエルも、無いカエルもいます。

それでは……

> どうして、歯が無くなってしまった
> カエルが、いるのでしょうか？

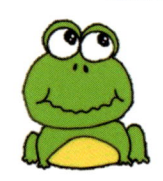

ヒントは・・・
カエルの<u>食べ方</u>に隠されています。

インスト01-1

患者さんに自分がインストを行う情景を思い浮かべながら、実際に読んでみましょう。

大切なことは、単に読み聞かせをするのではなく、「患者さんにいかにして参加してもらえるか？」です。

ただし、しつこ過ぎるとガードを固めてしまいますから、あなた自身がリラックスすることから始めてみましょう。

カエルは、口を開けた瞬間に
ベロが伸びて餌を捕まえ

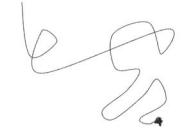

パクッと丸呑みをしてしまいます。

つまり……
　　獲物を歯で捕まえなくても
　　噛まなくても良いのです。

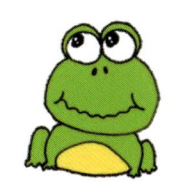

エサは、虫などですから
　　たんぱく質と脂質がメインです。

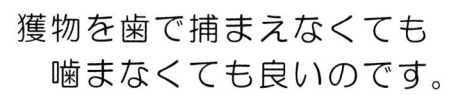

胃袋に入れてしまえば
　　消化されてしまうのです。

インスト01-2

読んでいる部分を指で示したり、画面に書き込める環境にあれば、タッチペンでアンダーラインなどを引くことは、とても大切です。
ちょっとしたひと手間が、患者さんとの距離を縮めますよ。

生物が生き続けるためには
　食べ物を手に入れることと…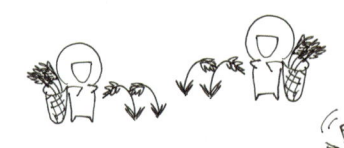

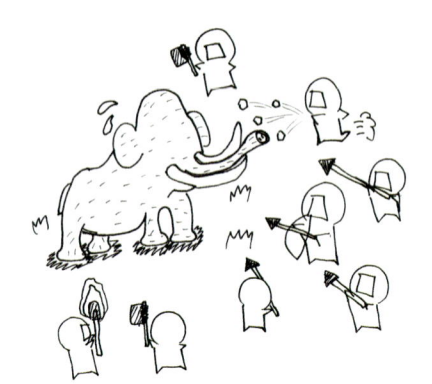

逆に食べられないように
　することが大切です。

歯は、生物にとって大切な
　武器でもあるのですが……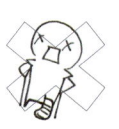

カエルは、歯を武器として
　使う事は滅多にありません。

「カエルに噛まれて流血した」
　なんて話は、聞きませんよね。

インスト01-3

子供に話すときなどは、ジェスチャーも大切です。
「医療従事者が、そんなことできない」と思ったあなた、よく考えてみて
ください。
大学や専門学校に在籍中に、媒体を使って患者教育の授業をしませんで
したか？
卒業すると、どうしてやらなくなってしまうのでしょうか？

カエルは、戦うことはせずに
　　ピョンピョンと 飛びはねて逃げます。

　　　　噛む必要が無く
　　　　　武器として使わないのなら…

重い歯は、退化して
無くなった方が
好都合なのです。

逃げるが勝ち

実は、歯を失った動物が
他にも、身近に居るわ！
さて、何でしょうか？

では、さらに質問です。

ヒトが、歯を失うと良くない理由は？

インスト01-4

インストの中には、所どころでクイズが出てきてきます。
まさにコミュニケーションをとるチャンスですよね。
患者さんに合わせて、上手にヒントを出したりしながら楽しんでください。

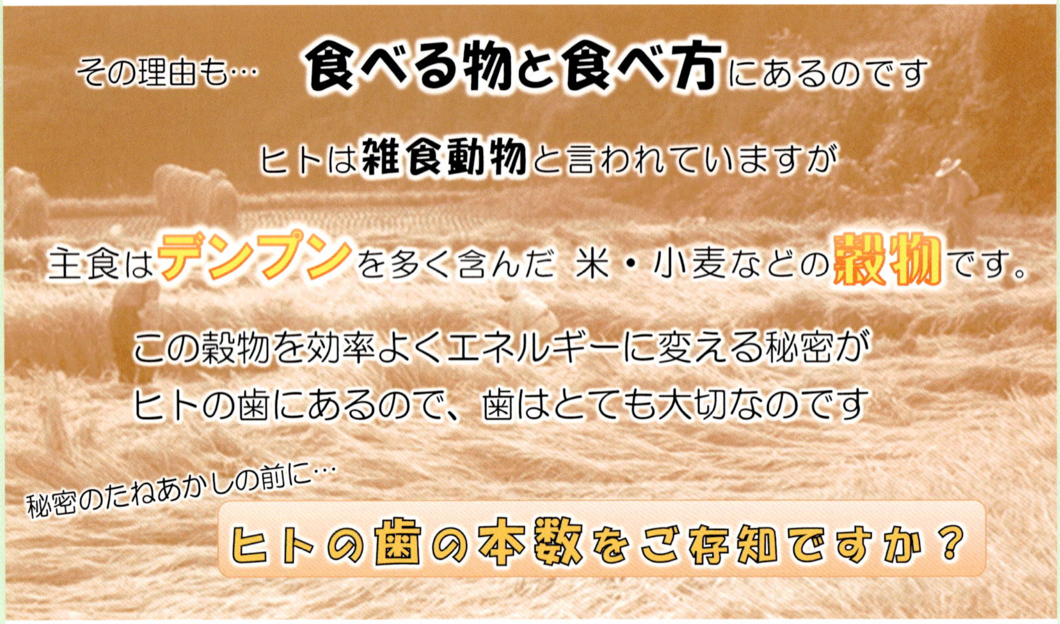

その理由も… **食べる物と食べ方**にあるのです

ヒトは**雑食動物**と言われていますが

主食は**デンプン**を多く含んだ 米・小麦などの**穀物**です。

この穀物を効率よくエネルギーに変える秘密が
ヒトの歯にあるので、歯はとても大切なのです

秘密のたねあかしの前に…

ヒトの歯の本数をご存知ですか？

インスト01-5

このページのクイズで、あなたはどのようなヒントを出しますか？
「歯は、上下左右の4箇所に同じ本数で生えています。つまり4の倍数
です」
あるいは、鏡を渡して「右の下だけ数えてみましょうか？」と、実際に確
認させるのも、コミュニケーションとしてはよいと思います。

親知らずを含めると…　永久歯は**32**本です。

その内訳は……
前歯：犬歯：臼歯＝8本：4本：**20**本

比率は　**２：１：５**

すりつぶすための石臼状の歯の数が
全体の**62.5%**もあるのです。

面積比率は
約**80%**

臼状の歯は、咀嚼中に効率良く
デンプンと **だ液中の消化酵素＝アミラーゼ** を
混ぜて消化を助けるためにあるのです。

インスト01-6

さて、ココが問題なのです。私たち医療従事者は、どうしても数字や専門用語を教えようとしてしまいがちですが、患者さんの人生にとって、それらを記憶する意味はほとんどありません。難しいことはサラリと流して次にすすみましょう。

「ちゃんと かみなさい！」

と言われる理由の1つは、そのためなのです。

そして・・・

大切な歯は、定期的なクリーニング ＆ 正しいブラッシング で

いつまでも守ることが出来るのです。

残念ながら……

すでに歯を失ってしまった人も、
これ以上歯を失わないよう 頑張りましょう！

インスト01-7

患者さんの生活や過去の経験に一歩踏み込むことができれば、インストは成功です。

「なるほど」とか「そうなんだ〜」が、患者さんの口から出てくれば、大成功ですし、そこまでいかなくても、患者さんから感じとれる空気が先ほどまでの「痛いんじゃないか？」という恐怖感が払拭されて、笑顔になっていれば、インストの価値は実感できると思います。

カエルの歯の話しはさておき…
　当院では、歯科疾患の大部分を
　　　　　　予防ができると考えています。
　　　予防の原点は、　正しい情報を得ることです。

　次に大切なことは、それらをご自身の生活に
　うまく当てはめて実行することです。

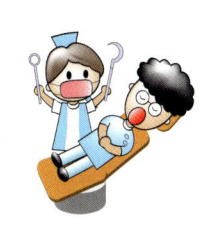

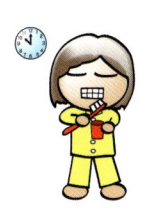

無理のない予防で健康を維持増進すると同時に
今後起こりうる保険財政の危機をも救済するために

　　　皆様に 実現可能な予防をわかりやすく
　　　噛み砕いてお伝えしたいと考えております。

インスト01-8

無関係なカエルの話から始まり、まさに起承転結 8 枚の紙芝居で完結す
るのですが、「患者さんの健康＆強い医院の創造＆スタッフのヤリガイ」
のために一番理解してもらいたいのは、やはり最後のページです。
となればここは、早口にならないように、じっくりと読み聞かせするこ
とが大切です。
患者さんが、うなずくタイミングをあえてつくるくらいが、ちょうどよ
いと思います。
指導を含めた衛生業務の大切さをしっかりと理解してもらい、患者さん
に笑顔で帰宅してもらいましょう。

さて、頭の中に1話目の内容が、しっかり入ったと思います。

それでは、質問です。

大切な1回目の『インスト』で、あなたは何枚目で患者さんとの距離を縮めますか？

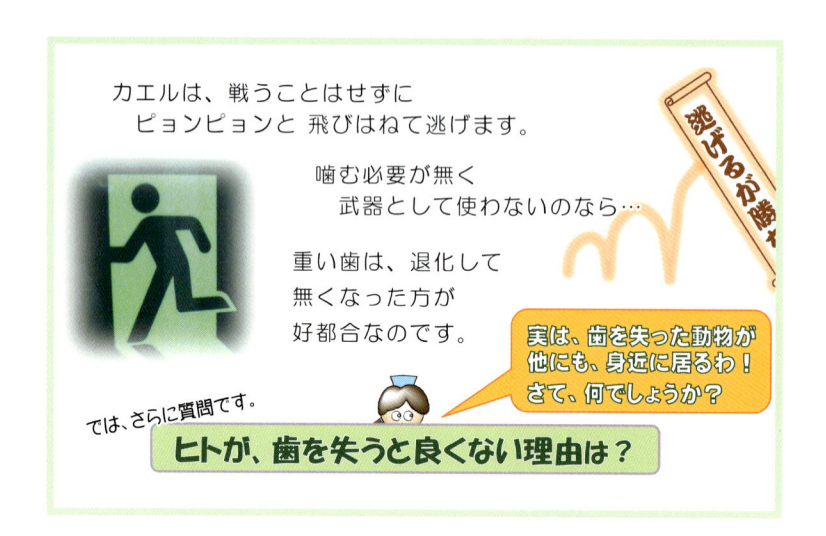

4枚目のスライドでクイズが出ていますが、ここが伝道師の腕の見せどころになります。

たとえば、このような話の流れをつくり出してみるのはいかがでしょうか？

「○○さん。歯を失った動物は、何でしょうか？　とここに書いてありますが、いったい何だと思いますか？」

「身近な動物ねぇ〜？？？　ん〜〜〜？」

「では、ヒントです。ここにくるまでに見ているかもしれません」

「ええぇ？？？」

「第2ヒントです。結構な頻度で、その動物のお肉を食べているかも……」

「ああ！　わかった！　鳥だねっ！」

「そうです！　正解です！　鳥は飛ぶために重心から離れた位置にある歯や顎を軽く進化させたのです。ところで、鶏肉は嫌いじゃないですか？」

「好きですよ。普通に……」

「私もです。焼き鳥とかおいしいですよね〜」

と、こんな感じで一度話を脱線させることで、この後に続く堅い話の前にリラックスした空気が流れます。

コミュニケーションの基本ですが、相手に何かを答えてもらい、その答えに関連づけてもう一度違う質問をすると、自分の意見を聞いてくれた感じがしませんか？

さらに後半でもう1箇所、このページで次のような展開はいかがでしょうか？

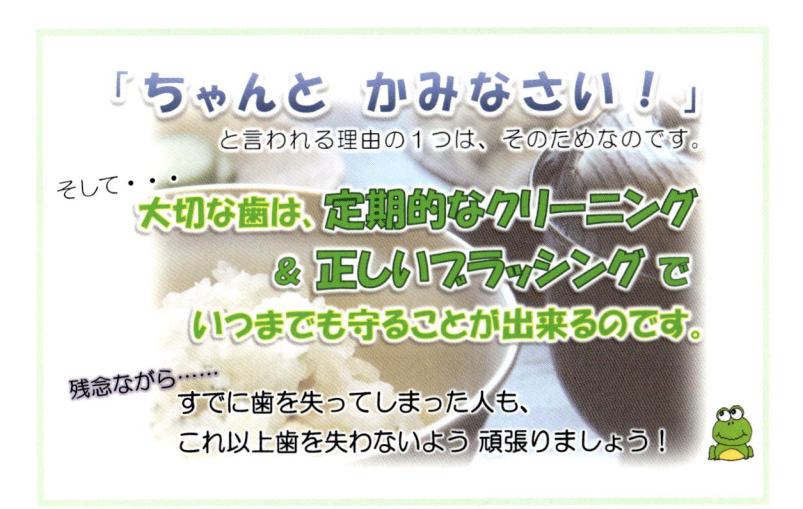

「ちょっと難しい質問ですが、ちゃんと噛まないといけない理由は、消化以外に何か思いつきますか？」

「ん〜〜〜〜〜」

「魚を食べている時に、困ったことはありませんか？」

「さ・か・な・ですか？」

「そう。飲み込んだ時に……、のどに……」

「あっ、骨ですか？」

「そう、そう。骨が刺さると痛いですよね。なかなか取れないと」

「噛むことと関係があるのですか？」

「はい。小さな骨でしたら砕いてしまいますし、硬い骨でしたら、噛んでいる途中で骨に気がつくのです」

「いわれてみれば、骨が刺さるのは、丸のみに近い食べ方をしたときですね」

「今日から気をつけてくださいね」

いかがでしょうか？　楽しみながら『インスト』をする姿を想像できましたか？

日常生活で共通する話題をつくりながら、物知りお姉さんを演出できれば、次回の TBI もしっかり聞いてもらえるようになります。

『インスト』は、慣れと工夫次第で、歯科衛生士さんにとって最強の切り札になるはずです。挟み込むネタを全員が工夫してつくり、持ち寄った内容を共有すると、カリスマ伝道師の量産が可能になります。

頑張ってください。

50 まずは『SAYO‑SYSTEMS』の体験版で……

　簡単です。あえて説明する必要もないと思いますが、『SAYO‑SYSTEMS』の体験版を開いたら——

- ・患者番号を入力
- ・右下の確認をクリック
- ・患者番号を入力

　正規版では、デンタルシステムズ社 POWER4G と連携していれば、患者氏名と履歴が出てきます。

　他社のレセコン機をお使いでしたら、番号のみで管理することになります。

- ・問題がなければ、OK をクリック
- ・担当衛生士名をクリック
- ・本日行う内容をクリック
- ・『インスト』が出たら、画面下部の矢印をクリック
- ・8枚のスライドを読み聞かせ

操作は、これだけです。

　CD‑ROM には『インスト』2話（1話目の『カエルの歯』と13話目の『動物の歯』）と『ひとり de 納得』ひとつ（PowerPoint が必要）が入っています。

　『インスト』は、デンタルシステムズ社のご厚意でプログラミングされていますので、PowerPoint や Excel がインストールされていなくても起動します。

> 『歯科塾 YOBOU』には、その他に、お口の未来予想図、患者満足度調査、ドリルde ディスカッションなどのコンテンツがあり、その中からどの教材を使うかは、各医院の自由です。

　入塾の申し込みは『歯科塾 YOBOU』で検索し、入塾フォームに必要事項をご記入の上、送信してください。その後、私と少しディープなお話をしてから、入塾の意思が固まったら共存共栄に向けて頑張りましょう。

　医院による特性は、十院十色だと思います。

　私と似たようなことを行っている先生も、相当数いらっしゃると思います。

　いかなる形であれ、あなたの医院の特性を伸ばしつつ、「歯科厚生治療」を意識すれば、すべての人を笑顔にすることができると思います。

エピローグ：「儲ける」ことは悪いこと？

　多くの医院で『歯科塾 YOBOU』の考え方を実践し始めた今日でも、まだまだ難題は残されています。

　『歯科塾 YOBOU』はコンサルタントを行っていませんが、どうしても気になる医院の歯科衛生士さんの話を聞いてみると、一番多いのは「丸投げタイプの院長先生」です。次に多いのは「患者さんを前にしたときに、ドクターと話が噛み合わない」です。

　これらの解決策は、きわめて簡単です。
　1ヵ月の間、全ドクターが最低でも1日に2人の患者さんに、自ら楽しく『衛生業務＆インスト』を行えば、彼女たちの不満の受け皿になることができるはずです。
　1ヵ月が無理であれば、2週間でもよいと思います。
　部下の仕事を経験していない上司のいうことなど、聞く由もないのです。
　最初の1週間で、自院のどこに問題があるのかが把握できます。
　システムの改変をしたら、次の1週間で再評価をすればよいでしょう。
　医院経営は「歯周初期治療」に似ています。
　ほとんどの場合は、ムダとムラの多さが目につくはずです。
　何を削って何を増やせばよいのか、最終的な舵取りはお任せしますが、歯科塾としてのアドバイスはできると思います。精密検査や外科処置が必要になる前のコマメなイノベーションの繰り返しが、強い医院を継続させるのです。

　これには、正直、失笑してしまいます。
　儲けなければ、あなたのお給料は出せないのですから。
　大切なことは、嘘・偽りのない医療の本質に沿った形で正当な報酬をいただくことに、自信と誇りをもってもらうことです。
　今までの仕事内容に疑問を感じる部分があるがゆえに、疑いの目で「またか〜？？？」となるのです。院長先生は、胸を張って「国の決めたルールの範囲内できちんと仕事をしよう！」と伝えてあげてください。

「儲け」という漢字は、信・者をつけたように見えますが、本当は、人に諸説の"諸"をつけたものなのです。

　強烈なカリスマ性で信者を増やすことなど、医療の世界には必要ありません。さまざまな知識（＝諸説）を正しく使えて、伝えることができる人は、儲かるのです。

　もちろん、儲けることは悪いことではありません。ちゃんと次の医療に反映させて、ちゃんと納税すればよいだけなのです。

　「あなたのお給料も、正しく増えますよ」のひと言で解決するはずです。

３番目が「そもそも、やりたくない」です。

　これが、一番困ります。

　このタイプの歯科衛生士さんは、いろいろなことをいってきます。

　「人としゃべるのが嫌だから、この道を選んだのです。もししゃべりたければ、保険の外交員にでもなればいい」といわれたこともあります。

　「私は、カエルが大嫌いなのです。なぜカエルの話をしなければいけないのでしょうか」といわれたこともあります。悲しいことに、この類の不満をいい出す歯科衛生士さんは、自分の仕事の素晴らしさを未だに体感できていないのです。

　考えてみてください。ちょっと前まで、超音波スケーラーの品質は、多くの歯科衛生士さんの手技を超えることはできませんでした。

　しかし、「超音波はダメだ」という人を見聞きする時代ではなくなりましたよね。

　ドクターも同じです。

　神業的な印象方法をなんとか盗もうと、必死に先輩の術式をのぞき込んでいましたが、あと何年かで印象の手技云々ではなく、上手に写真を撮る技術が求められる時代になります。つまり機械は、さまざまなジャンルで私たちを超えてしまいます。

　しかし、どれほど AI がすすんでも、対話術や交渉術に関しては、機械は私たちを超えることは絶対にできないのです。

　目まぐるしく変わる世の中に、大切なスタッフが取り残されないようにするためにも、全員でイノベーションを行う必要があることを優しく伝えてあげてください。

　どんなにすぐれたスケーリングマシーンに成長しても、けっして得られることのない、今まで体感したことのない別世界へ誘うよいチャンスです。

　多くの患者さんから、頻繁に感謝され続ける喜びを教えてあげてください。

　正しい道を踏み出し始めれば、歯科衛生士の仕事が、今まで以上に社会貢献度の高い仕事に変わることを自覚させてあげてください。

　まずは、身内である歯科衛生士さんとの共存共栄からですね。

あとがき──私は、街医者でありたい

『歯科塾 YOBOU』を通して、多くの先生や歯科衛生士さんと言葉を交わす機会が増えたり、2冊目の著書を出版したりするに至っても、私にとって一番の楽しみは、今も昔も診療室で、スタッフと楽しく患者さんを診ることに変わりはありません。

かれこれ四半世紀の歳月はかかりましたが、やっと自分のエリアの患者さんの意識を変えることができたという実感が持てるようになりました。
その証に、近所のスーパーで買い物をしていると、オバちゃんがやたらと近寄ってきます。患者さんと気がねなく話ができる「プライスレスな喜び」を日々実感しています。
もちろん、若松歯科でも大変な時期があり、紆余曲折の連続であったことは否めません。今があるのは、諦めなかったことと繰り返し改革(＝イノベーション)を行ったからだと思います。

しかし、本書を読まれた多くの先生方は、今後立ちはだかるさまざまな壁を乗り越えるためにも、こんなところで時間を割いてはいられないと思います。
良いところはぜひとも真似をして、時短をしてください。
その結果、得られた貴重な時間で自分の得意分野をさらに伸ばされてはいかがでしょうか。まだまだ、私たちの業界は右肩上がりになれるはずです。

本書出版にあたり、行き詰まったときに必ず助けてくれる家族、イノベーションをむしろ楽しんでくれるスタッフ、お知恵を拝借した多くの先生やさまざまなジャンルの方々にご協力をいただき、本当にありがとうございました。

『世の中は、運と縁と多少の努力』
若干54歳、まだまだ頑張ります。

小島　理史

＜著者プロフィール＞

小島理史（こじま・まさし）

1964年生まれ

1989年　日本大学松戸歯学部卒業

医療法人若松歯科医院　院長
　埼玉県三郷市さつき平2-1-2

主な著書　『予防を超える与防歯科』
　　　　　　（クインテッセンス出版刊）

三郷市歯科医師会　専務理事

歯科塾 YOBOU　塾長

日本大学松戸歯学部
　元補綴学第1講座研究生
　現公衆予防歯科学研究生

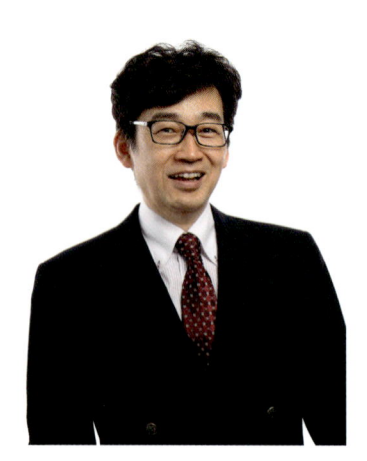

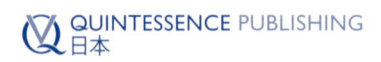
QUINTESSENCE PUBLISHING
日本

99%保険治療でも勝ち組になれる　予防を超える与防歯科　Part 2

2018年9月10日　第1版第1刷発行

著　　　者　小島理史
　　　　　　こじままさし

発　行　人　北峯康充

発　行　所　クインテッセンス出版株式会社
　　　　　　東京都文京区本郷3丁目2番6号　〒113-0033
　　　　　　クイントハウスビル　電話(03)5842-2270(代表)
　　　　　　　　　　　　　　　　(03)5842-2272(営業部)
　　　　　　　　　　　　　　　　(03)5842-2276(編集部)
　　　　　　web page address　http://www.quint-j.co.jp/

印刷・製本　株式会社創英